埼玉医科大学超人気健康セミナーシリーズ

おとなの軽度発達障害

こども時代をふりかえり 自分をいかすためのヒント

横山富士男　吉益晴夫

JN207681

ライフサイエンス出版

本書は、2017年10月14日に開催された埼玉医科大学市民公開講座
「発達障害」の内容を再編集したものです。

はじめに

アメリカでは、１９８８年に映画『レインマン』（原題　Rain Man）が公開されました。ダスティン・ホフマンとトム・クルーズが兄弟役で、兄のダスティン・ホフマンが発達障害に含まれるサヴァン症候群の青年を演じています。抜群の記憶力をもち、めくられたトランプカードの模様・数をすべて覚え、カジノで大もうけしたことがエピソードとして挿入されています。２０００年には、書籍『片づけられない女たち』（原題　Women with Attention Deficit Disorder）が大きな話題になりました。この書籍は、原題のとおり、発達障害に含まれる注意欠如症の女性について書かれたものです。翻訳者のつけたタイトルが原題よりインパクトがありますが、「片づけられない」はまさに発達障害の特性のひとつです。

わが国では、２００５年に発達障害者支援法が施行されました。この法律により、「発達障害」とは『自閉症、アスペルガー症候群その他の広汎性発達障害、学習障害、注意欠陥多動性障害その他これに類する脳機能の障害であってその症状が通常低年齢において発現するもの』と定義されました。当時、知的障害者福祉法はすでに施行されていましたが、2005年までは知的障害を伴わない発達障害者は法律上「障害」として認められていず、教育や社会での支援の対象にはなっていませんでした。

近年、予想以上に発達障害をもつ成人や児童が多いため、発達障害がより注目されています。この理由として、実際に患者数が増加していることもありますし、発達障害に関する知識が増えたことにより、今までは医療につながらなかった人がつながるようになったこともあげられます。発達障害者支援法ができたことや、発達障害に対する薬剤が開発されて盛んな啓発活動が行われていることなども影響しています。

とくに2016年には発達障害者支援法が改正され、就労面での支援が強化され、発達障害の人のもつ能力への理解が進んでいます。また、「注意欠陥・多動性障害」から「注意欠如・多動症」へ、「自閉症」から「自閉スペクトラム症」へ、「学習障害」から「限局性学習症」へと、変えられつつある病名からもわかるように、「発達障害」への対応はまさに新たな時代に入ったといえます。本書では、「発達障害」のなかでも、こどものころは性格・特性として見過ごされやすい軽度発達障害について、医療情報を中心に、近年のとらえ方を学んでいただきたいと考えています。

埼玉医科大学　市民公開講座
運営委員長　三村　俊英
運営委員　町田　早苗

目次

◆おもな略語一覧◆

ADD	注意欠如症（注意欠陥障害） Attention Deficit Disorder
ADHD	注意欠如・多動症（注意欠陥・多動性障害） Attention Deficit Hyperactivity Disorder
ASD	自閉スペクトラム症（自閉症，自閉症スペクトラム） Autism Spectrum Disorder [Disability]
LD	学習症（学習障害） Learning Disorders（Disabilities）
SLD	限局性学習症 Specific Learning Disorder ・読字障害 dyslexia ・書字表出障害 dysgraphia ・算数障害 dyscalculia
DSM	アメリカ精神医学会診断基準 （Diagnostic and Statistical Manual of Mental Disorders）
DSM-Ⅳ	アメリカ精神医学会診断基準第4版
DSM-5	アメリカ精神医学会診断基準第5版 （DSM-5 精神疾患の診断・統計マニュアル）

Part 1

こどもの発達障害

成人後の受診でも小児期について質問されます

横山 富士男

第一章

通常学級にも発達障害の可能性のある生徒がいました

文部科学省のホームページに、『質問項目に対して担任教員が回答した内容から、知的発達に遅れはないものの学習面又は行動面で著しい困難を示すとされた児童生徒の割合』（表1）が掲載されています。これは、『通常の学級に在籍する発達障害の可能性のある特別な教育的支援を必要とする児童生徒に関する調査』の結果です。この調査は、特別支援教育が本格的に開始されて5年が経過した2012年に実施状況を把握するために行われたもので、小学校と中学校の担任教員から得られた回答に基づいています。通常学級に通う知的発達に遅れはない児童（知能指数ＩＱ 70以上）のなかにも、学習面や行動面で授業についていけない、授業の進行を妨害してしまうなど、困難さを示す児童がいます。そのような児童は、全児童に対して6・5％を占めていました。一クラスを30人前後とすると一人か二人になりますので、少ないとはいえません。この割合が以前からほぼ同じであれば、２００７年に「特別支援教育」が学校教育法に位置づけられるまでは、それらの児童に対する配慮が不十分であった可能性はあります。あなたが見過ごされていても不思議ではありません。

この調査では、「学習面で著しい困難を示す」とは、「聞く」「話す」「読む」「書く」「計算する」「推論する」の一つあるいは複数で著しい困難を示す場合を指します。一方、「行動面で著しい困難を示す」とは、「不注意」「多動

表1　質問項目に対して担任教員が回答した内容から、知的発達に遅れはないものの学習面又は行動面で著しい困難を示すとされた児童生徒の割合

	推定値（95％信頼区間）
学習面又は行動面で著しい困難を示す	6.5％（6.2％～6.8％）
学習面で著しい困難を示す	4.5％（4.2％～4.7％）
行動面で著しい困難を示す	3.6％（3.4％～3.9％）
学習面と行動面ともに著しい困難を示す	1.6％（1.5％～1.7％）

※「学習面で著しい困難を示す」とは、「聞く」「話す」「読む」「書く」「計算する」「推論する」の一つあるいは複数で著しい困難を示す場合を指し、一方、「行動面で著しい困難を示す」とは、「不注意」、「多動性-衝動性」、あるいは「対人関係やこだわり等」について一つか複数で問題を著しく示す場合を指す。

性‐衝動性」あるいは「対人関係やこだわり等」について一つか複数で問題を著しく示す場合のことです。その内訳は、学習面で著しい困難を示す、すなわち限局性学習症（学習障害）の可能性のある児童が4・5％、行動面で著しい困難を示す児童が3・6％、そしていずれにも著しい困難を示す児童が1・6％となっていました。

行動面をさらに詳しくみたものが表2（図1〜3）となります。「不注意」または「多動性‐衝動性」の問題を著しく示す児童、つまり、後述する注意欠如・多動症（ADHD）の可能性のある児童が3・1％、「対人関係やこだわ

表2 質問項目に対して担任教員が回答した内容から、知的発達に遅れはないものの学習面、各行動面で著しい困難を示すとされた児童生徒の割合

	推定値（95%信頼区間）
A：学習面で著しい困難を示す	4.5%（4.2%〜4.7%）
B：「不注意」又は「多動性－衝動性」の問題を著しく示す	3.1%（2.9%〜3.3%）
C：「対人関係やこだわり等」の問題を著しく示す	1.1%（1.0%〜1.3%）

※A、B、C別の児童生徒全体の分布状況は図1〜3のとおり。なお、黒で示した部分が表2に該当した児童生徒の状況。

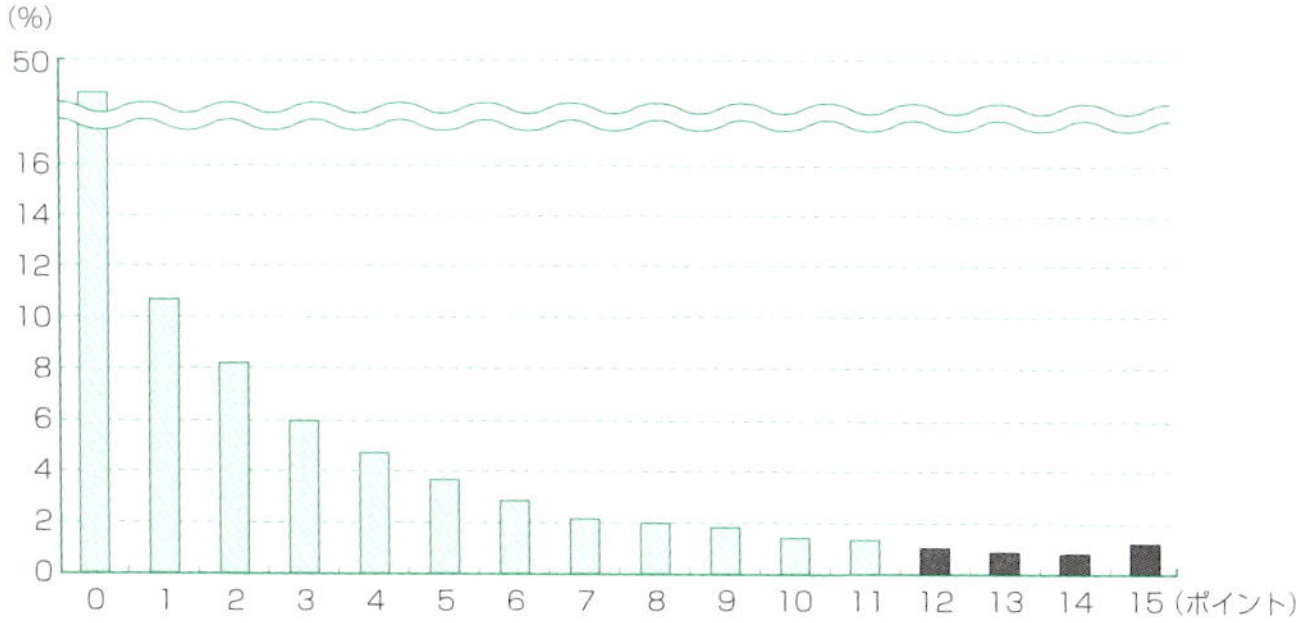

図1 表2A:学習面における児童生徒全体の分布状況

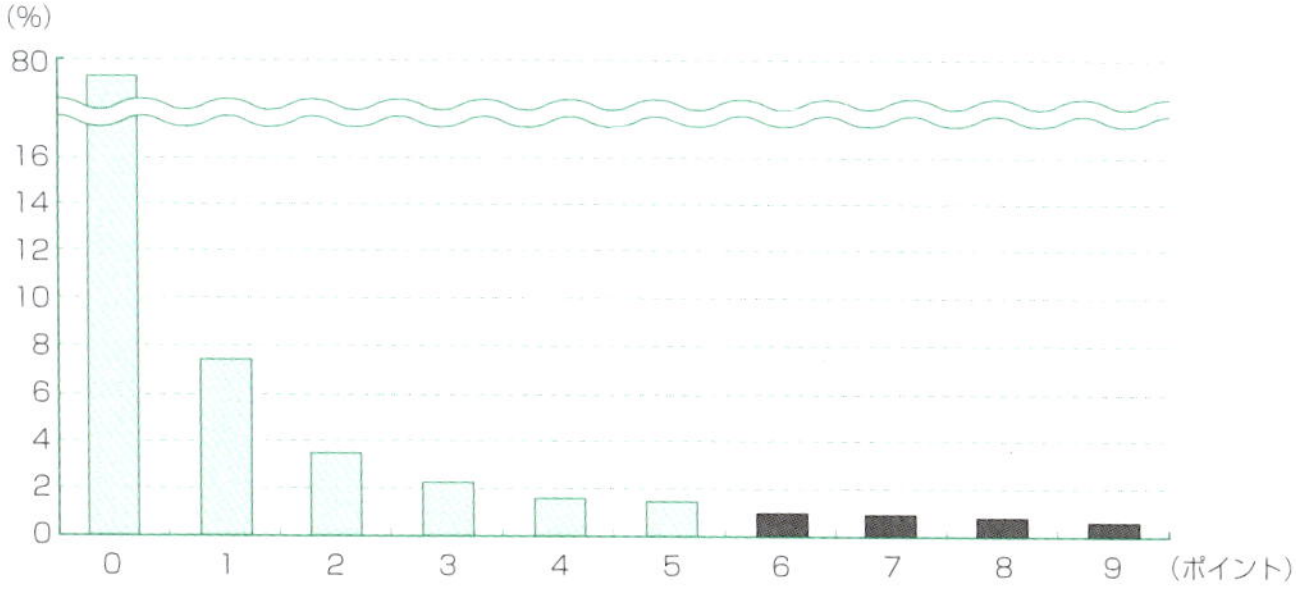

図2 表2B:「不注意」又は「多動性-衝動性」における児童生徒全体の分布状況

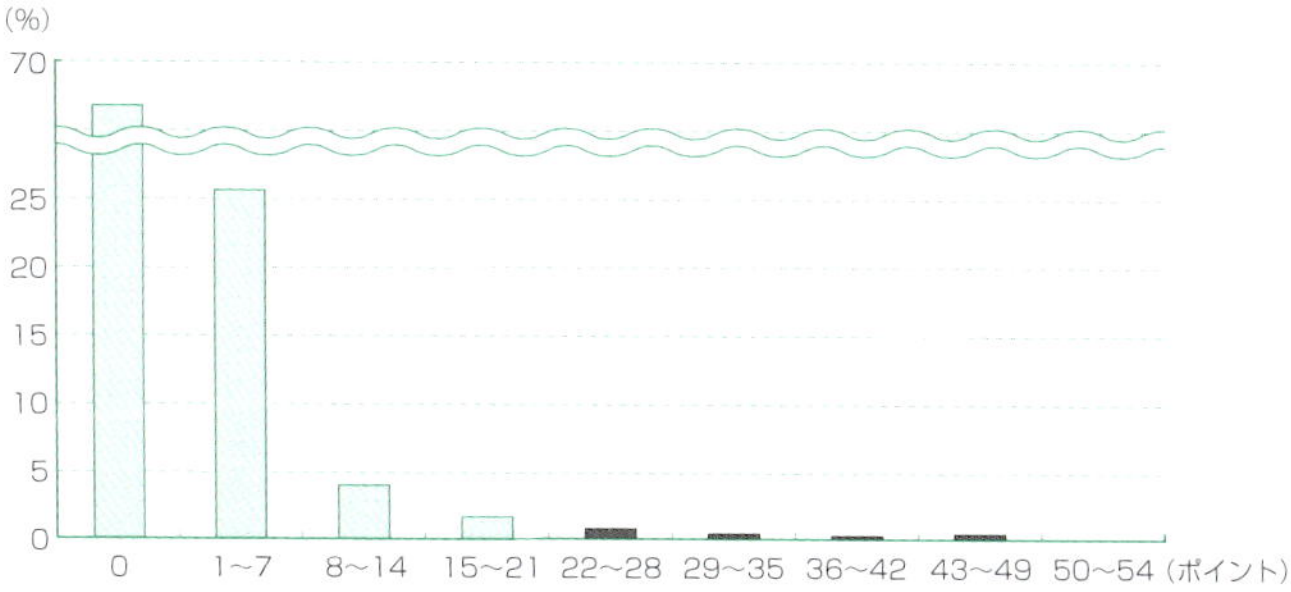

図3 表2C:「対人関係やこだわり等」における児童生徒全体の分布状況

り等」の問題を著しく示す児童、つまり、後述する自閉スペクトラム症の可能性のある児童が１・１％でした。

発達障害という名称は、ＡＤＨＤ、自閉スペクトラム症、限局性学習症などをまとめた総称です。実際には、それぞれの症状が単独の場合もありますが、重複することも多くみられます。限局性学習症単独の児童については、医療というより通級指導教室で、[注]特別支援教育による支援の対象となりますので、そちらを参照してください。Ｐａｒｔ１では、ＡＤＨＤと自閉スペクトラム症について述べることにします。

注

特別支援教育：2007年4月に、学校教育法に位置づけられた。障害のある幼児、児童や生徒の自立や社会参加に向けた主体的な取組みを支援するという視点から、一人ひとりの教育的ニーズを把握し、その持てる力を高め、生活や学習上の困難を改善または克服するため、適切な指導や必要な支援を行おうとするもの。すべての学校で、そのような支援のさらなる充実を目指している。

通級指導教室：小、中学校の通常の学級に在籍して授業を受けながら、週1～8単位時間、本人の症状に応じた特別指導を受けられる。

特別支援学級：本人の病気や症状に応じて、少人数学級で、個別指導に近いかたちで教育を受けられる。

特別支援学校：2007年までは「ろう学校」「盲学校」「養護学校」と区分されていたが、特別支援学校として一括された。特別支援学級として、幼稚園、小学校、中学校および高等学校に準じた教育を行っている。

Column

診断基準について

わが国の精神科医が日常的に使用している診断基準は、アメリカ精神医学会が作成した診断基準第5版（DSM－5）です。日本でもDSM－5が使われる理由は、現在の医療はグローバル化が進んでおり、新薬の研究・輸入などに関連して診断基準を世界的に統一する必要があるからです。

2013年に発表された第5版では、「発達障害」という総称が「神経発達症」に変更され、次のものが含まれるカテゴリーとなりました。

- 知的能力障害群（かつての精神遅滞）
- コミュニケーション症群（言語症、語音症、小児期発症流暢症［かつての吃音］など）
- 自閉スペクトラム症（自閉症およびアスペルガー症候群など）
- 注意欠如・多動症（ADHD）
- 限局性学習症（ディスレクシア［識字障害］など）

●運動症群（常同性運動症、発達性協調運動症）
●チック症群（トゥレット症、チック症）

Column

診断名について

アメリカ精神医学会の診断基準第4版（DSM-Ⅳ-TR）までは、自閉スペクトラム症のかわりに広汎性発達障害（PDD）という用語が使用されていました。それは、自閉症、高機能自閉症、アスペルガー症候群などを含めた概念でしたが、それらを分ける意味はないという理由で、第5版では自閉スペクトラム症にまとめられました。

また、ADHDはこれまで注意欠陥・多動性障害といわれていました。2014年に日本精神神経学会が「DSM-5病名・用語翻訳ガイドライン」を制作し、「欠陥」や「障害」といった児童や親に衝撃を与えるような用語を避けることを提言しました。

　発達障害は、精神医学のなかでも発展途上の分野です。典型的な症状をもつ人もいますが、複数の症状が重複していて一つの診断名をつけにくいことがあります。そのような場合には、二つ以上の診断名が併記されたりすることもあります。

第二章

発達障害とは
――注意欠如・多動症と自閉スペクトラム症

注意欠如・多動症

人が100人いれば
約5人のADHDの人が
いることになります

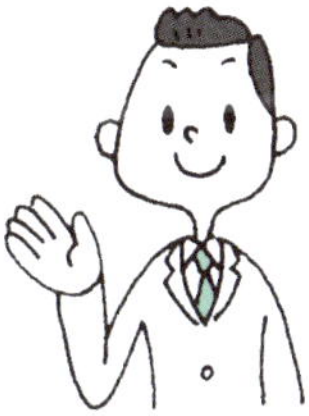

ＡＤＨＤの人の割合を文献で調べてみると、日本の調査では人口の3・5％でした。世界的には3・1％や3・6％という調査結果もありますが、世界各国ほぼ同様で5％前後と考えられています。つまり、100人の集団では約5人となります。

症状は、診断名に「注意欠如」と「多動」という二つの用語が含まれているように、不注意と多動・衝動性の症状の二つに分けられます。これら二つをそれぞれ診断します。

◈二大症状1　不注意症状

次の九つの不注意症状のうち、六つ以上の症状が六か月以上継続していた場合に、ＡＤＨＤと診断されます。

❶勉強でうっかりミスが多い（例　細かい部分を見過ごしてしまう、作業が不正確である）。
❷勉強や遊びで、注意を続けることがむずかしい（例　授業や人の話を聞いていられない、読書に集中し続けることがむずかしい）。

❸話しかけられたとき、しばしば聞いていないように見える（例　何かほかのことを考えているように見える）。

❹学業や用事で責任をもって最後までやれない（例　宿題に集中できない、すぐにほかのことに目がいってしまう）。

❺宿題ややるべきことの優先順位をつけて計画的にすることができない（例　教科書やノートを整理しておくことがむずかしい、予定までに課題を出せない）。

❻精神的努力の持続を要する課題（例　学業や宿題）を避ける、嫌がる。

❼必要なもの（例　学校教材、鉛筆、本、道具）を

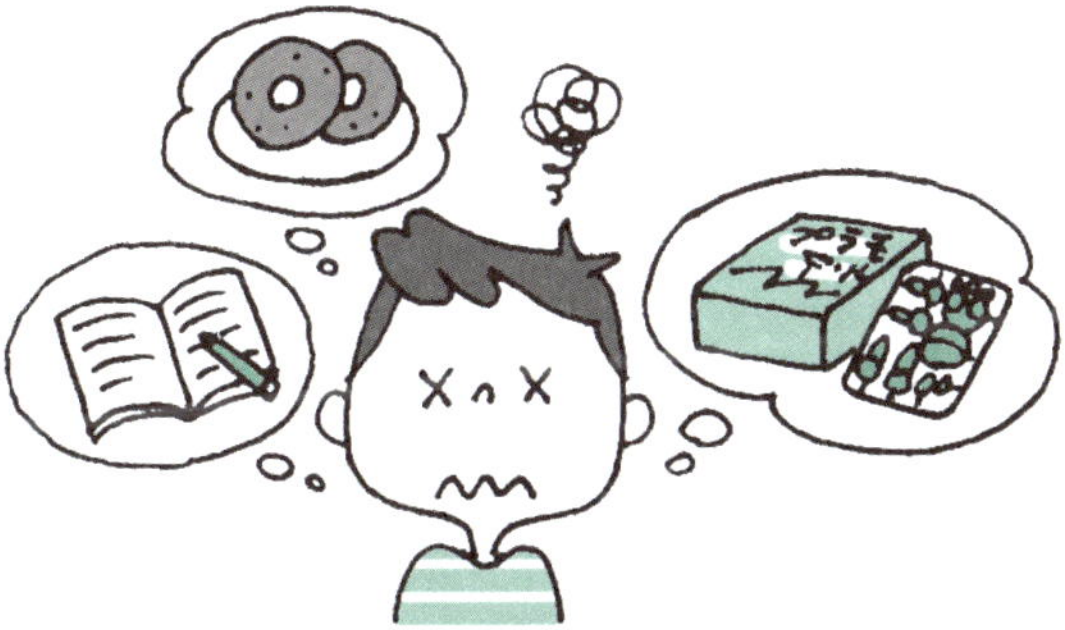

よく紛失してしまう。
❽外の刺激ですぐに気が散ってしまう。
❾日々の活動（例　用事を済ませること、お使いをすること）で忘れっぽい。

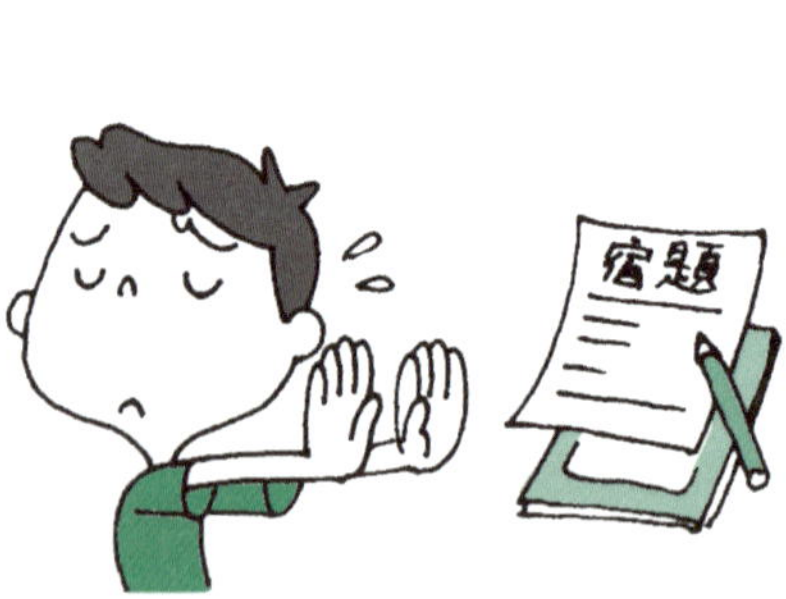

うっかりミス（❶）とは小数点の位置を間違えるなどで、筆記試験ではときに名前や受験番号を書き忘れたり回答欄を間違えたりしてしまい、理解しているのに不正解になることがあります。集中力が持続せずに短時間で飽きてしまいがちで（❷）、授業中に窓の外をぼんやり眺めているなど、他人の話を聞いていないようにも見えます（❸）。

また、宿題をするために机に向かっていても、ゲームをしたくなったりテレビを見たくなったりするなど、途中でほかのことに気をとられてしまい、宿題を終わらせることができません（❹）。優先順位をつけて実行することが困難で、児童によっては、宿題を終えていても提出日を忘れて提出できないこともあります（❺）。あるいは、宿題など、努力が必要なものを最初から嫌がったり避けたりする児童もいます（❻）。

親の多くが、「鉛筆を一ダース単位で購入しているのに、気がつくとなくなっていて、頻繁に買い足さなくてはならない」と言っています。室内をよく見ると、消しゴムや鉛筆などがいろいろな場所に転がっていることに気づくそうです。なかなか片付けられないことが物を紛失してしまう理由のひとつでもあります（❼）。

ＡＤＨＤの児童は、教室で授業を受けていても、校庭で何かが行われたりすると、見に行きたくなってしまいます（❽）。買い物を三つ頼まれると一つは必ず忘れてしまい、依頼されたとおりの買い物がなかなかできません（❾）。

二大症状2　多動・衝動性の症状

多動・衝動性の症状には、次の九つがあります。そのうちの六つ以上の症状が六か月以上継続していることが診断の目安となります。

❶しばしば手足をそわそわ動かしたりトントン叩いたりする、またはいすの上でもじもじする。
❷席についていることが求められる場面でもしばしば席を離れる（例　教室で席から離れてしまう）。
❸廊下を走ったり、危険な場所へ登ったりする。
❹静かに遊ぶことができない。
❺「じっとしていない」、またはまるで「ゼンマイが切れるまで動いているおもちゃのように疲れるま

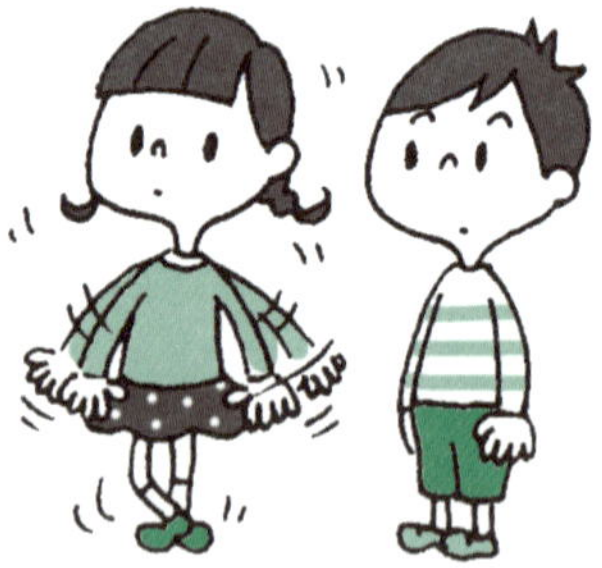

で走り回っている」。

❻必要以上にしゃべりすぎる。

❼相手の質問が終わる前に答え始めてしまう（例　授業中に先生から指される前に答えてしまう）。

❽乗り物などの順番を待つことができない（例　列の横入りをしてしまう）。

❾ほかの子が遊んでいると邪魔をする（例　ほかの子が話していたり遊んでいたりすると干渉する、ほかの子に許可を得ずにその子の持ち物を使ってしまう、横取りする）。

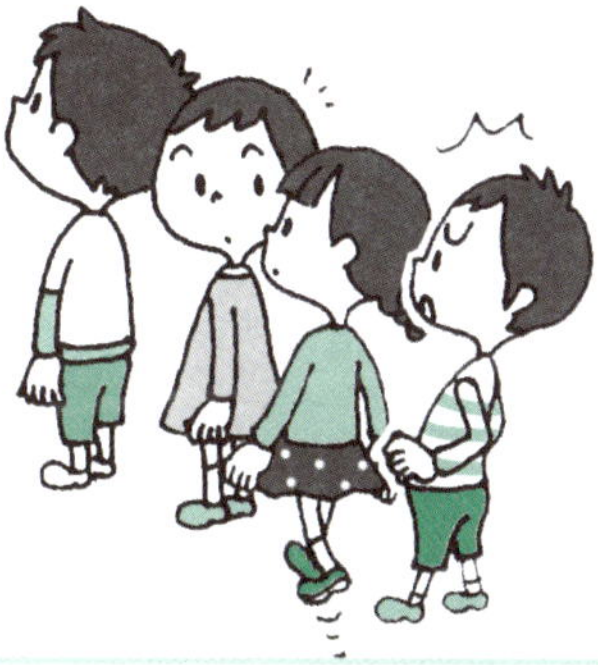

ADHDの児童は、つねに身体のどこかを動かして落ち着かない印象があります。後ろを振り返ったり、よそ見をしたり、静止していられません（❶、❷）。こ

の症状は、小学校一、二年生で医療機関を受診する多くの児童に認められます。

テレビなどで、こどもが高所から落下したり川に落ちたりする事故をよく見聞きします。そのなかにＡＤＨＤの児童が含まれているのではないかと想像していま す。後先を考えずに行動してしまうので、ある意味ではチャレンジ精神が旺盛だともいえますが、興味のほうが勝ってしまうのです（❸）。また、たとえばトランプのババ抜きで、ババを受け取っても静かに次の人に渡そうとするのではなく、ババを見たとたんに「わあ」と大声を出してしまい、ゲームにならなかったりします（❹）。❺の「ゼンマイが切れるまで」という表現は、診断基準第5版（ＤＳＭ−５）では、直訳すると「エンジンが切れるまで」となっています。エンジンは燃料が切れるまで動いているので、同様のイメージになります（❺）。ＡＤＨＤの児童は、非常におしゃべりで（❻）、さらに教室で先生に指名されるまで待てずに答えてしまったりするので、授業の進行を妨げてしまうことも多々あります（❼）。公園では、滑り台やブランコなどで順番を待てないために、ほかの子から嫌がられたりします（❽、❾）。

診断の際に留意されること

ＡＤＨＤと診断されるには、不注意と多動・衝動性の症状の各九項目のうち、どちらかの六項目以上が該当したうえに、次の三つを満たす必要があります。

(1) 不注意または多動・衝動性症状のうちいくつかが12歳になる前から存在している

不注意または多動・衝動性の症状の多くは3歳ころからみられます。成人後にそのころを思い出すのはとても困難なので、ＤＳＭ－５の診断基準では成人後の初診患者に配慮して、ＤＳＭ－Ⅳ－ＴＲの7歳までに症状がみられるという診断基準が12歳までに症状がみられると改訂されました。

(2) 不注意または多動・衝動性の症状のうちいくつかが二つ以上の状況（例　家庭、学校、習い事や遊びの場）でみられる

虐待を受けている児童も、ＡＤＨＤと似た落ち着きのなさをみせることがありますが、それは虐待者の前や特定の場所に限られる傾向があります。ＡＤＨＤの児童

は、症状がいろいろな場所で現れますので、たとえば家庭や学校といったように、二か所以上で症状のみられることが重要となります。

(3) これらの症状が、学業や友達関係の場で本人の能力や質を損なっている

不注意または多動・衝動性の九つの症状のうちいくつかは、多くの人が思い当たるものかもしれません。病名に連続体・分布範囲を示す外来語「スペクトラム」という用語が含まれている自閉スペクトラム症に限らず、ＡＤＨＤもスペクトラムなので、境界はあいまいで、いわゆるグレーゾーンがあります。ＡＤＨＤの診断は、学業、友人関係、日常生活などにおいて、本人の能力や社会性などが著しく損なわれていて、周囲の支援が必要であるということが前提となります。

二大症状のさまざまな組み合わせ

不注意や多動・衝動性の症状を説明してきましたが、小児期には成長に伴って症状が変遷していきます。次のような状態があります。

(1)混合して存在　過去六か月間、不注意症状と多動・衝動性の基準をともに満たしている場合
(2)不注意優勢に存在　過去六か月間、不注意症状の基準を満たすが、多動・衝動性の基準を満たさない場合
(3)多動・衝動性優勢に存在　過去六か月間、多動・衝動性の基準を満たすが、不注意症状の基準を満たさない場合

ＡＤＨＤの児童の多くは六か月以上、どちらの症状もみられます。ただ、成長するに従って不注意症状だけになるタイプや、少数ですが、多動・衝動性が前面に出て不注意症状が目立たなくなるタイプもあります。

発達が阻害された理由（病因）

ＡＤＨＤの児童では両親のどちらかが発達障害と診断されていることが少なくなく、そうでない場合でも、どちらかから「授業中、低学年のときには座っていら

れなかったけれど、今ではきちんと働いています」と言われたりします。身長の高低などの体質も遺伝することが知られていますので、それらと同程度に遺伝が影響すると考えられています。

また、後天的、つまり生まれつきではない場合、妊娠や分娩時の障害（低酸素状態・出血など）、低出生体重児（超未熟児）などで、ADHDの割合がやや高くなることがわかっています。妊娠中の喫煙や飲酒でも、その割合が2・5～5倍になることが知られています。

現在、発達障害の病因のひとつとして、脳内グルコース代謝の低下が検討されています。脳内ではブドウ糖（グルコース）がエネルギー源として使われていて、脳内グルコース代謝が低下すると、十分なエネルギーが得られなくなり、運動系、思考、制御などにかかわる前頭葉（図4）の機能低下が引き起こされる可能性があると考えられています。前頭葉は「脳の司令塔」ともよばれ、ADHDでは制御、抑制機能の低下が想定されています。

発達が阻害された場所とその機能（病態）

脳内ではどのようなことが起きているのでしょうか。

生化学的な視点からは、神経伝達物質であるドパミンとノルアドレナリン系の機能低下が検討されています。脳には多くの神経細胞があり、神経細胞どうしがつながることによりネットワークが形成されていて、神経伝達物質を介して情報が伝わっていきます。神経伝達物質の機能が低下すると、情報がつながりにくくなります。解剖学的な視点からは、前頭前野（前頭連合野）・線条体

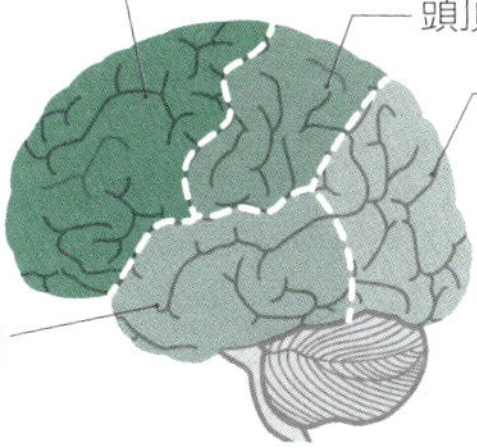

図4 大脳の構造

前頭葉：思考や理性を制御する。頭頂葉：触覚に関連。側頭葉：記憶・聴覚・嗅覚に関連。後頭葉：視覚に関連。小脳（後頭葉の下）：運動機能の調節

（大脳基底核）・小脳の機能が低下しているとされています。ですから、治療にはそれらの機能を高める薬剤を使うことになります。

認知神経心理学的な視点からは、次の能力・感覚などが阻害されていると考えられています。

①遂行機能（自分をコントロールする能力）、長期的にみて自分の得になるような行動が取れる能力

②ワーキングメモリー（作働記憶）

③感情を内に秘める8～11歳で成熟する能力

④時間感覚（瞬間と時間の予測）

遂行機能は、実行機能（①）ともいわれますが、計画的に物事を考えて実行する能力で、ワーキングメモリー（②）とは一時的に何かを記憶したり、手順や段取りを覚えたりする能力です。また、小学校三～四年生になると感情を出さずにかなり抑えられるようになり、内に秘める能力（③）をもつ子が多くなりますが、発達

障害の児童はこの能力の成長が遅いとされています。時間感覚（④）などが阻害されていると、これをしたら次にこういう危険が待っているといったように、時間経過として流れを想像できません。

時間的経過①　症状が改善する場合

典型的なADHDの児童は、不注意や多動・衝動性の症状がかなり重複（併存）していますが、成長するに伴い、不注意や多動・衝動性の症状は変遷していきます。以前は、すべての基準を満たしていた児童が、年齢を重ねるにつれ過去六か月は基準を満たす症状が少なくなった場合、九項目のうちの六つまでは目立たなくなり、三つ、二つに減ったときには「部分寛解」という用語を使っています。

時間的経過として最善である場合（図5）には、後述する種々の心理社会的な療法や薬物療法、あるいは発達の度合いによって、典型的な症状が徐々に改善していきます。小学校高学年から中学生になると、多動・衝動性が目立たなくなり、おもに不注意症状が存在するだけのＡＤＨＤに変わり、さらには診断基準を満たさない程度の部分寛解まで至ることもあります。このレベルになれば、少々そそっかしい、少し不注意なところがあるといった性格の範疇に収まります。

　今は種々の電子機器が開発されていますので、手帳やカレンダーのほか、スマートフォンなどにも予定を入力して利用することができます。ＡＤＨＤの人もそれらを上手に使用することにより、予定を忘れるなどの不

ADHDの時間的経過（1）症状改善・社会性増大

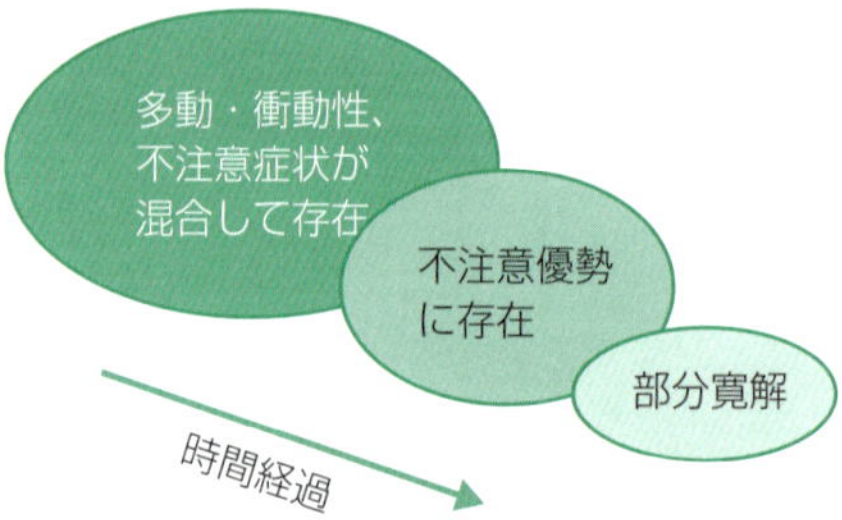

図5 適切な支援・治療による症状の改善

齊藤万比古編集：注意欠如・多動症－ADHD－の診断・治療ガイドライン第4版.（19）,
じほう．2016 を改変

注意症状がなくなれば社会生活を問題なく送れます。

◈時間的経過[2]　症状の改善がみられない場合

適切な支援や治療をされないまま成長し、症状の改善がみられない場合がやや問題になります（図6、7）。成長とともに、反社会的な症状が表面に出てくることがあり（図6）、小学校高学年で、いわゆる口答えが非常に多くなる「反抗挑発症」を示す児童がいます。中学生・高校生になると「行

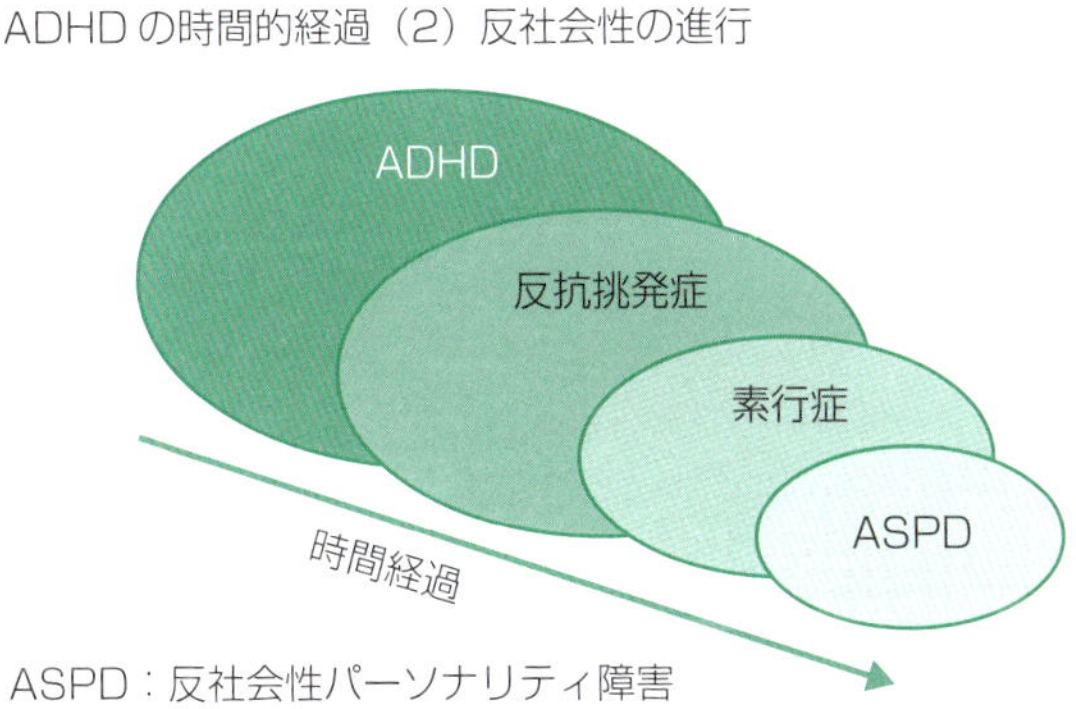

図6 適切な支援を受けることなく放置された場合の外在化障害の進行

齊藤万比古編集：注意欠如・多動症－ADHD－の診断・治療ガイドライン第4版.（19）,じほう．2016

為障害」（素行症）が出ることがあり、暴力的になったり、家出を繰り返したり、万引きをしたり、ときには法に触れるような行為をしたりする生徒が現れます。それらの状態が固定してしまうと反社会性パーソナリティ障害が形成される懸念がありますので、これらの外在化障害を進行させないことも治療や支援の目的のひとつとなります。

一方、成長に伴い、症状が表面に出ずに内在化することもあります（図7）。ADHDの児童が、不注意や多動などの症状から自信をなくし、他人

ADHDの時間的経過（3）内在化障害の進行

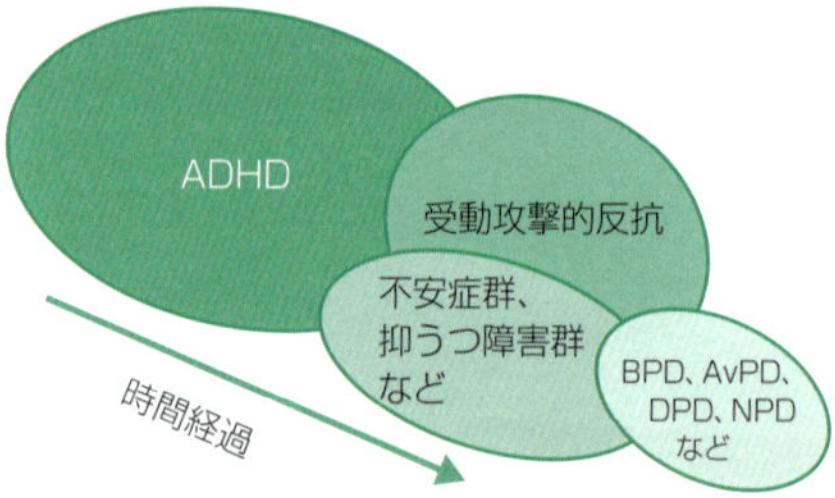

BPD：境界性パーソナリティ障害　AvPD：回避性パーソナリティ障害
DPD：依存性パーソナリティ障害　NPD：自己愛性パーソナリティ障害

図7 適切な支援を受けることなく放置された場合の内在化障害の進行

齊藤万比古編集：注意欠如・多動症－ADHD－の診断・治療ガイドライン第4版.（20）, じほう. 2016

から相手にされないまま成長すると、中学生・高校生で「受動攻撃的反抗」が現れることがあります。これは、暴力をふるう、口答えをするといった外部に向けられた抵抗ではなく、周囲が何を言っても言うことを聞かないという状態です。周囲から「登校してみたら」「フリースクールに転校したら」などと助言されても、黙って無視しているような抵抗で、内在化障害が進行していると考えられます。このような児童は、その後、不安障害、抑うつ障害などの二次障害を併発する可能性が高く、それが性格として固定しまう懸念があります。

ＡＤＨＤの人はいろいろな併存障害を抱えています。海外データによると、ＡＤＨＤ単独の場合は31％、反抗挑発症の合併が40％、不安障害・気分障害の合併が38％、素行症の合併が14％、チック障害の合併が11％という報告があります。

18歳未満の薬物治療

ＡＤＨＤを薬剤で治せるのかと疑問に思うかもしれませんが、脳内の情報伝達を増強させると、症状の改善が得られることがあります。情報伝達のメカニズムを図8に示します。脳内では、ドパミンやノルアドレナリンなどの神経伝達物質を介して、神経細胞から神経細胞へと電気信号を伝えることによって、情報が伝達されています。電気信号が神経細胞の末端にあるシナプスに到達すると、次の神経細胞のシナプスとのすき間（間隙）に、シナプス小胞内の神経伝達物質が放出され、次の神経細胞のシナプスにある受容体が放出された神経伝達物質を取り込みます。そのようにして、電気信号は次々と神経細胞内を伝わっていきます。また、シナプス間隙に残った神経伝達物質は、トランスポーターにより

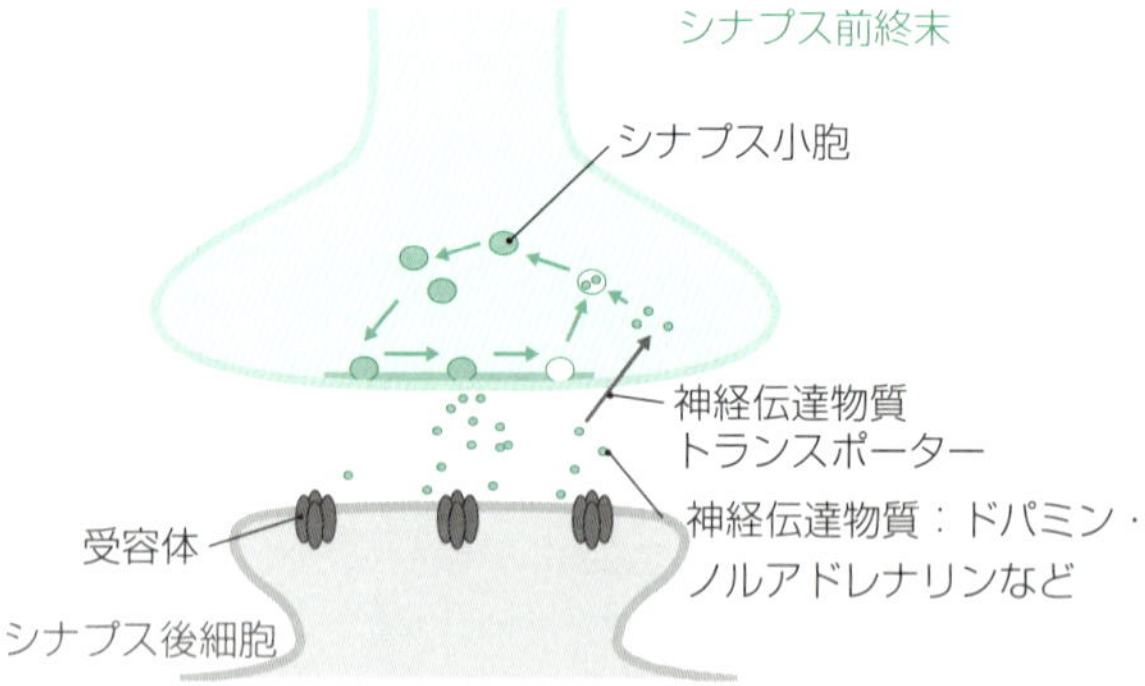

図8 シナプスの構造

再取り込みされ、神経伝達物質は再びシナプス小胞に取り込まれます。

18歳未満のＡＤＨＤで使用が承認されている三つの薬剤を紹介します。治療目的は衝動性や注意力のコントロールになりますが、軽減したい症状によっては気分安定薬、抗精神病薬、抗うつ薬も使用されます。

(1) 中枢神経刺激薬　メチルフェニデート徐放製剤（商品名 コンサータ）

神経伝達物質トランスポーターのおもな働きは、神経細胞どうしの間隙に放出された神経伝達物質をすばやく取り込み、その活性を終わらせ、次の神経伝達物質の放出に備えることです。神経伝達物質が神経細胞と神経細胞のすきまにいつまでも存在していたら、情報伝達が終わらないことになりますし、逆にトランスポーターによる神経伝達物質の取り込みが早すぎても、情報が十分に伝わらないことになります。神経伝達物質トランスポーターの異常は、神経系全体の機能不全につながるため、大きな問題です。

メチルフェニデート徐放製剤はドパミントランスポーターやノルアドレナリントラ

ンスポーターを阻害して、神経伝達物質であるドパミンの濃度を高めます。ドパミンは前頭葉だけではなく脳内の他の部分でも分泌されていますので、メチルフェニデート徐放製剤は、前頭葉内で、実行機能に関連する前頭前野、報酬系を担う側座核、不随意運動を司る線条体にも作用し、ドパミンの機能を高めて症状を改善します。

特長は即効性で、学校で問題になることが多い多動・衝動性の児童には即座に効き目が現れることが多いです。12時間効果が持続しますので、朝一回の服用で済むので便利です。

副作用には、食欲低下、体重減少、睡眠障害、腹痛、発熱、チック、頭痛、悪心、脳波異常の悪化などがあります。報酬系の側座核にも作用するので、目的に沿ったやる気が出るのは良いのですが、「その薬がほしい」という薬物依存につながる可能性が理論的に想定されています。実際には、薬物依存はほとんどみられません。また、線条体に作用しますので、不随意運動のチックを誘発する可能性はあります。

このメチルフェニデート徐放製剤を処方できるのは、「コンサータ錠登録医師リスト」に医療機関名と氏名が掲載されている施設に限られます。同様に、購入および調剤が可能なのは、「コンサータ錠登録調剤責任者リスト」に施設名と氏名が掲載されている薬局だけになります。治療の選択肢を増やすという理由から、医療機関を受診する際には考慮したほうがよいでしょう。

(2) 非中枢神経刺激薬　アトモキセチン（商品名 ストラテラ）

アトモキセチンは、選択的ノルアドレナリン再取り込み阻害薬です。シナプス前終末にあるノルアドレナリントランスポーターに親和性を持ちますが、その働きを阻害します。しかし、ドパミントランスポーターには親和性を持ちません。前頭前野はドパミン濃度が低い部位で、アトモキセチンはノルアドレナリントランスポーターを阻害することで、ノルアドレナリンと一緒にドパミンが増えるとされています。アトモキセチンは、ノルアドレナリントランスポーターを介してドパミンを増やすので、メチルフェニデート徐放製剤とは異なり、ドパミン濃度の高い側座核や線条体には影響しません。ドパミンは徐々に増加して、効果が現れるまで数週間かかります。一日二回の服用で、一日中効果が持続します。

副作用として、頭痛、食欲低下、傾眠、腹痛、悪心、動悸などに留意が必要です。

(3) 非中枢神経刺激薬　グアンファシン徐放製剤（商品名 インチュニブ）

脳内の情報伝達は、神経細胞（末端のシナプス）の表面にある受容体やイオンチャネルによっても調節されています。グアンファシン徐放製剤は２０１７年６月に承認された新薬で、後シナプス前α２Aアドレナリン受容体、つまり、情報を受け取る側の受容体に結合して、イオンチャネルを閉じ、情報伝達を増強すると考えられています。グアンファシン徐放製剤は、とくに顔をひくつかせるチックを合併しているようなＡＤＨＤに向いています。一日一回の服用で済み、６〜18歳に使用できます。

副作用には傾眠・血圧低下・頭痛・徐脈などがあります。この薬剤は、血圧低下薬として開発されていたので血圧のモニターが不可欠で、心機能低下がある人には使えません。

自閉スペクトラム症

自閉スペクトラム症の児童は人口１万人に対して約１５０人だとされています。

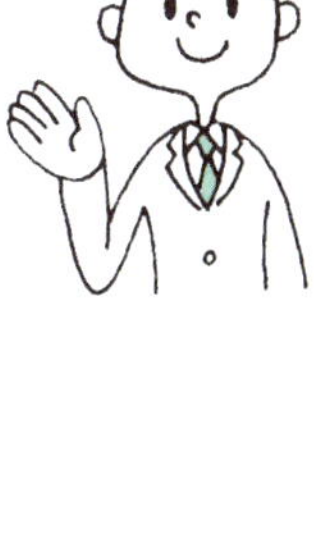

自閉スペクトラム症と聞くと、米国で１９８８年に公開された映画『レインマン』を思い出す人がいるかと思います。日本でも公開され、２００６年には舞台化もされました。ダスティン・ホフマンとトム・クルーズが兄弟役で、兄役のダスティン・ホフマンが演じたレイモンド・バビットは、サヴァン症候群の青年でした。一晩に電話帳のＡ～Ｇまで覚えてしまったり、トランプ６組のめくられたカードをすべて記憶したりと、抜群の記憶力が描かれていました。このサヴァン症候群も自閉スペクトラム症に含まれています。

自閉スペクトラム症の症状は、社会的コミュニケーションおよび対人的相互反

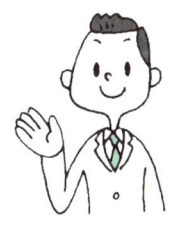

応の問題と、こだわる傾向が強い、といった二つに大別されます。

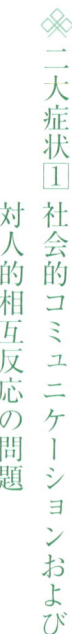

◈二大症状①　社会的コミュニケーションおよび対人的相互反応の問題

ＤＳＭ－５では、社会的コミュニケーションおよび対人的相互反応の問題として、次の三つがあげられています。

⑴情緒的関係の問題

幼児では、手をたたいたり、「いない・いない・ばあ」をしたりするなど、家族や他人の行動を真似しますが、自閉スペクトラム症の児童にはそのようなことがあまりみられません。また、情緒的に相手との関係を思いはかるのが困難なことから、会話の際に適当な距離を保つことができずに相手に近づき過ぎてしまうことがあります。会話自体も不得手なので、自分の興味のあることばかりを一方的に話したり、一方的な要求になったりしてしまいがちです。

(2) 言葉以外のコミュニケーションの問題

家族から、「こどもと視線が合いにくい」「呼んでも振り向かない」とよく訴えられます。また、他人の身振りの意味が理解できませんし、逆に自分でも身振りで表現できません。会話には抑揚がないので、本を読んでいるような話し方だと形容されたりします。顔の表情が乏しく、他人の顔の表情もうまく理解できないために、赤ちゃんが泣いているのに笑っていると勘違いして、喜んでしまったりすることがあります。

乳児は生後九か月くらいから十二か月くらいになると他人が指差した方向を見るという〝共同注視〟(図9)が現れ、十八か月ころには母親などの他人と

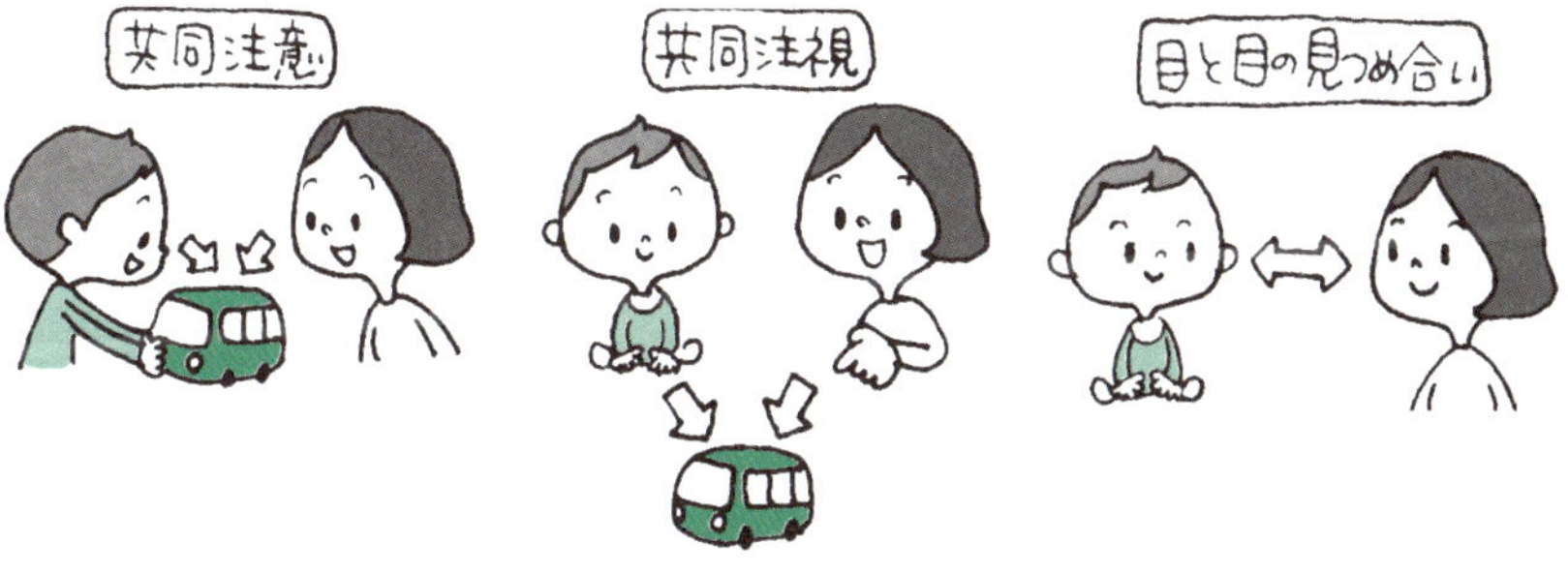

図9 共同注意と共同注視

関心を共有するために興味のあるものを持ってきたり、他人に見せたりするといった行動〝共同注意〟（図9）が始まります。しかし、自閉スペクトラム症の児童ではそのようなことがなかなかできず、興味が自分からの一方通行になりがちです。

⑶ 人間関係の問題

自閉スペクトラム症の児童は、友人ができにくく、そのうえ仲間に対する興味もあまりわかないようです。このあたりが自閉スペクトラム症という名前の由来になっていると思われます。いつも同じ遊びを好み、ルールの変更を嫌がります。そのため、一人遊びか、自分の言うことを聞いてくれる年下の子やおとなを含め年上の人との遊びが多くなります。一方、同年代の人とはなかなか遊べません。

また、状況に合った行動がなかなかできません。「お金を拾ったらどうしますか」と質問された際に、「お母さんから絶対に物を拾うなと言われているので、そのまま通り過ぎます」と答えるなど、臨機応変に判断することがむずかしいようです。想像力を必要とする「ごっこ遊び」も困難です。「おままごと」で父親役を依頼されても、「僕はおとなではないから、お父さん役などはできない」と断ってしまう子もいます。それでも、なかにはごっご遊びはおもしろくはないが、我慢して付き合っていたという子もいました。

◈二大症状２　こだわり行動

自閉スペクトラム症の児童では、興味、行動などが限られ、それらが繰り返されます。こだわり行動として、次の四つの症状のうち二つ以上の症状がみられます。

(1)繰り返し同じ行動をしたり、言葉を言ったりする

小さな子では、手を叩く、手をひらひらさせる、いろいろな物を回すなど、単調な常同運動を好み、おもちゃを一列に並べたり、コマーシャルのフレーズなど同じ言葉を何度も繰り返したりします。過剰なほど丁寧な物言いなど、独特の言い回しをします。

(2) いつも同じでないと嫌がり、パターン化された行動や会話を好む

規則に厳しく、同じ質問ばかりを繰り返します。たとえば、受診時に「先生は何科ですか」と必ず質問する児童がいます。毎回同じ道順を通り、初めての場所を嫌い、予定の変更が困難です。同じ銘柄の食べ物を好み、偏食が激しいという傾向があります。

(3) 興味・関心は極端に狭い

自閉スペクトラム症の児童の多くは、電車や鉄道、あるいは昆虫や恐竜、地図に強い関心を示します。成長するに従い、電車に乗って全国をめぐる、地方で電車の写真を撮影するなどの趣味に発展したりします。

(4) 感覚過敏または鈍感

痛みや体温には敏感だったり鈍感だったり、両方の場合があります。音に対しては過敏に反応し、先生が大声で他の子を叱ると怖がって学校に行くのを嫌がったり、大きな音のする花火大会を怖がったりします。触覚が過敏で、衣替えを嫌がる

ために冬でも半袖・半ズボン、サンダルで来院する児童がいます。逆にふわふわした触感が好きな児童は、夏の暑い時でもモヘアのような毛糸の衣服を着ている子もいます。児童によっては、臭覚が過敏で、プールの塩素のにおいを嫌ってプールに入れないこともあります。

一方、光や物の動きを見るのが非常に好きで、雲の動きを長時間見ていたりします。感覚を遮断すると落ち着く児童もいて、押し入れなど、狭いところが好きな児童も多くみられます。先生の許可を得て教室のすみに大きな段ボールの箱を置いてもらい、落ち着かなくなると「ボール箱に入ってきます」と中に入り、落ち着いてから席に戻るという児童もいます。

症状は早期から存在する

自閉スペクトラム症の症状は、概して生後二年目（月齢十二〜二十四か月）に周囲が気づくことが多いのですが、発達の遅れが重度であれば、それ以前のこともあります。とくに共同注視がみられない乳児には、周囲が早期に気がつきます。一方、症状が軽い場合には二十四か月以降になることもあります。

発達が阻害された場所とその機能（病態）

重症児を含めて自閉スペクトラム症の児童が人口の1～1・5％を占めるという統計があります。人口1万人に対して約150人ということになります。

神経心理学的な特徴として、扁桃体、海馬、尾状核の体積が小さく、扁桃体と海馬の発達が不良であると考えられています。扁桃体と海馬の異常は情動障害と記憶障害に関連しているとされ、自閉スペクトラム症の児童は、表情の認知の際に笑っている、興奮している、静かにしているなどは理解できても、怒っているのか泣いているのかの区別がなかなかできないことがあります。

「心の理論」とは相手の気持ちを思いはかることを意味しますが、そのあたりの発達が遅いようです。心の理論を図示すると、図10のようになります。二人の女の

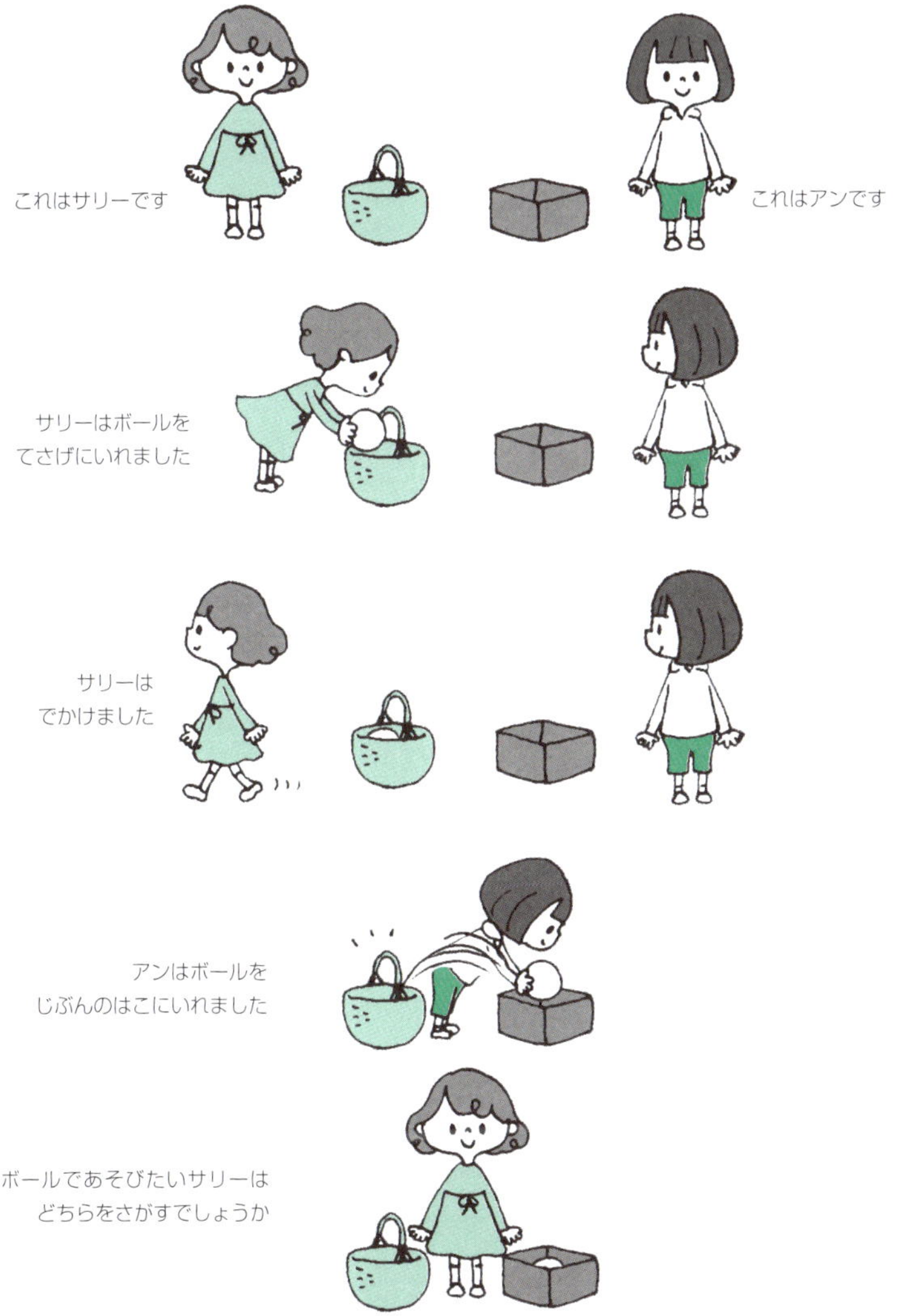
これはサリーです
これはアンです
サリーはボールを
てさげにいれました
サリーは
でかけました
アンはボールを
じぶんのはこにいれました
ボールであそびたいサリーは
どちらをさがすでしょうか

図10「心の理論」の具体例

子が一緒に遊んでいて、片方の子が出かけたときに、もう一方の子がボールを手提げから箱のほうに移しました。そこで、「戻ってきた女の子は、手提げか箱か、どちらにボールが入っていると思っていますか」と質問すると、正解は、残っていた女の子がボールを移動したことを知らないので、戻ってきた女の子の答えは「手提げ」になります。しかし、自閉スペクトラム症の児童は戻ってきた女の子の気持ちになって回答することができないので、実際にボールがあるほうの「箱」と答えることが多いとされています。

時間的経過

自閉スペクトラム症の児童も年齢とともに成長・発達し、それに伴って症状が変遷していきます。図11のように、対人障害は三つのタイプに大別されています。まず、一般の人は自閉スペクトラム症の児童に対して、図11左のように孤立しているイメージ（孤立型）をもっていますが、成長するにつれて他の人にも興味をもつようになります。その結果、図11中のように、周囲の支援を受けて、大人の指示に従順になる児童がいます（受動型）。また、相手への配慮に欠け自分の興味で状況にそぐわない行動をするタイプ（積極奇異型）になることもあります。たとえば図11右のような行動は、女性の髪型に興味をもったら、知らない女性の髪でも触れてしまうなど、いずれにしても、他の人とうまくかかわることができないという特性が、それらの根底にあります。

ＡＤＨＤや自閉スペクトラム症の特性と周囲の不適切な対応により二次障害が発現してしまう場合を模式図で示します（図12）。

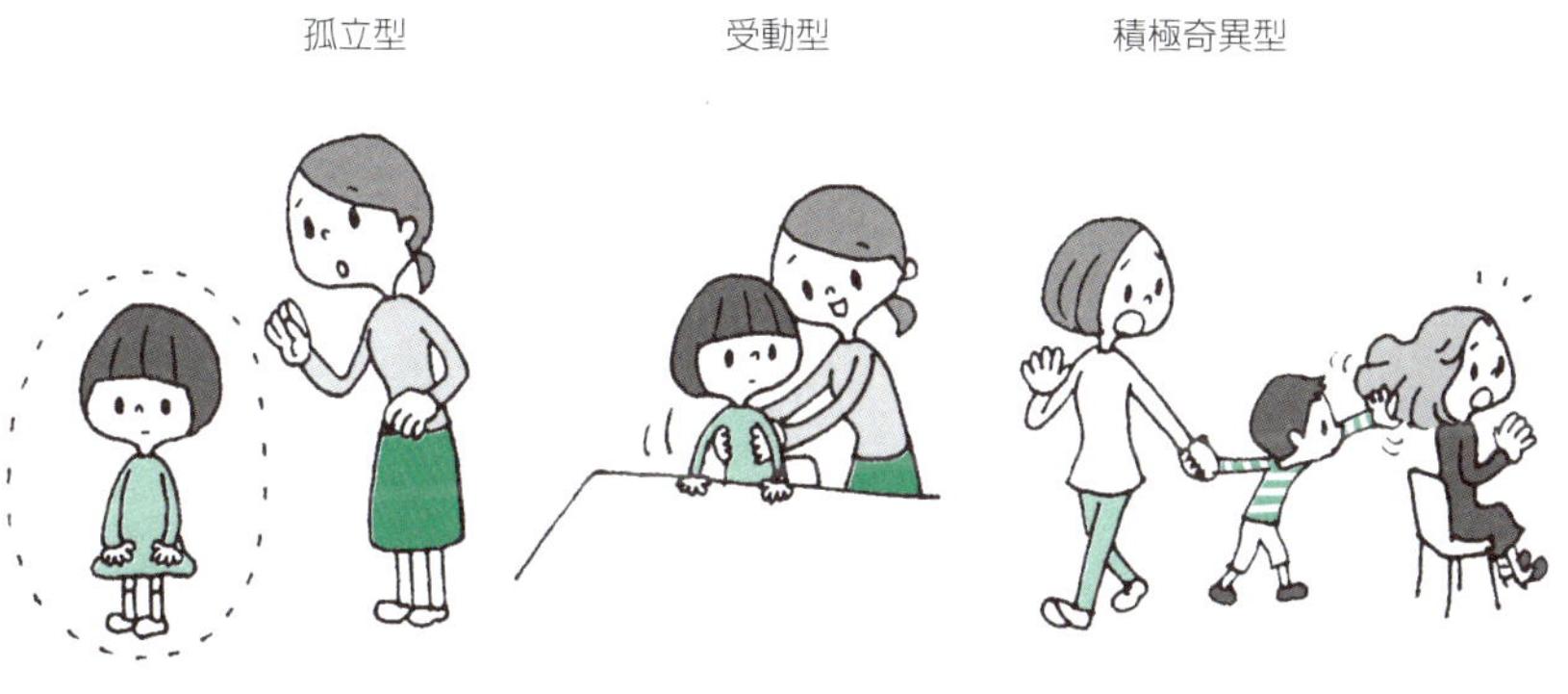

図11 自閉スペクトラム症の三つのタイプ

ＡＤＨＤの児童は予定などを忘れがちで、場当たり的に行動したり、即座にあきらめたりするという特性があります。一方、自閉スペクトラム症の児童は柔軟性に乏しく、状況の理解やコミュニケーションが苦手で、感覚が過敏であるという特性があります。両者とも、成長するに従って、学校環境や養育環境の変化に対応できなくなっていくことがあります。周囲がそれらの特性を理解していなければ、よりいっそう対応が困難になります。小学校四、五年生になると学校や日常生活がかなり複雑になるので、「十歳の壁」という言葉があるほど

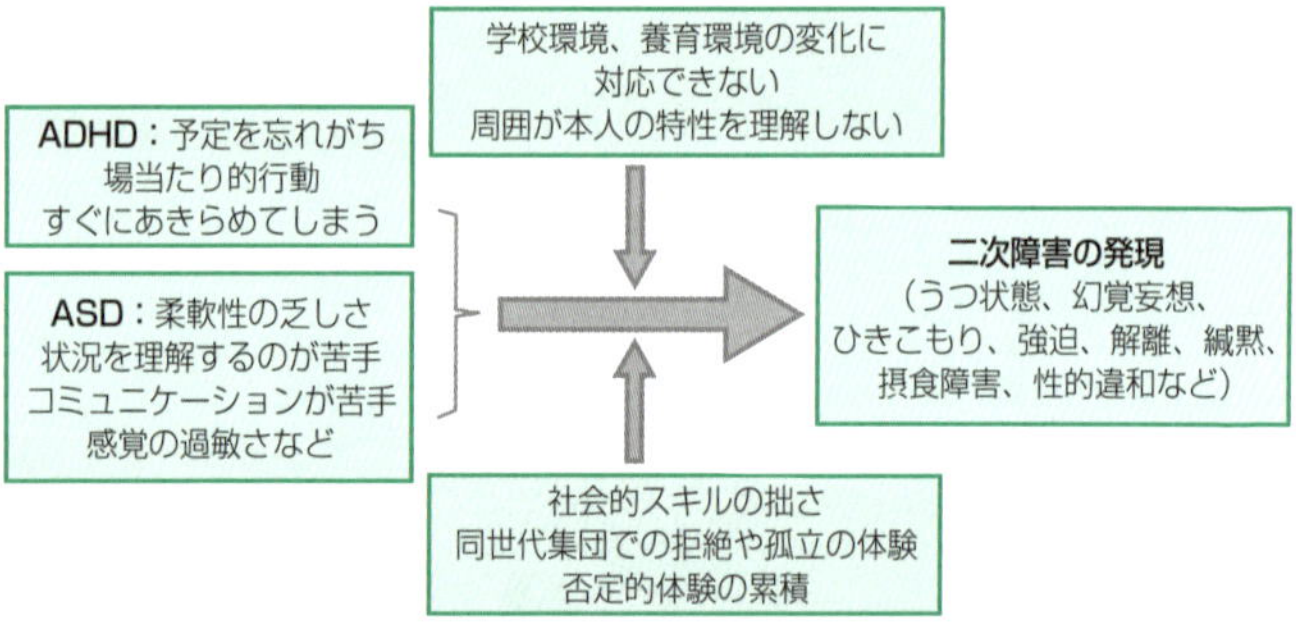

非障害レベルの者が環境の変化でさまざまな症状を呈することもある

ADHD：注意欠如・多動症　　ASD：自閉スペクトラム症

図12 発達障害の二次障害発現の要因

です。

その状況で、社会的スキルに乏しいADHDや自閉スペクトラム症の児童が、同年代に理解してもらえずに拒絶されたり、孤立したり、さらにはいじめの対象になったりして、それらの否定的体験が累積していくと、二次障害が発現すると考えられています。二次障害としてうつ状態、ときには統合失調症とは違いますが、嫌な場面が頭に浮かんできたり、いじめられた時と同じ声が幻聴のように聞こえてきたりするフラッシュバック、引きこもり、強迫、解離などのさまざまな症状に進展する可能性があります。否定的体験の累積がさまざまな症状に進展するのは、とくに発達障害の児童に限ったことではないかもしれませんが、自閉スペクトラム症の児童には起こりやすい症状です。

18歳未満の薬物治療

自閉スペクトラム症に対する薬剤はありますが、自閉スペクトラム症そのものを治す薬剤は現在のところありません。いま臨床試験が行われているものにオキシトシンというホルモンがあり、これは出産時に産婦の脳下垂体後葉から分泌される子宮収縮作用のあるホルモンです。この物質により母親が自分のこどもに愛着がわくことから、自閉スペクトラム症の児童が他人にも興味を示すのではないかと検討されています。ある程度の効果が予想されていますが、まだ市場には出ていません。

また、自閉スペクトラム症の児童はＡＤＨＤ症状、とくに多動・衝動性の症状が併存していることも多いので、そのようなときにはＡＤＨＤの治療薬を使います。ただ、部分的に症状が良くなるだけで、自閉スペクトラム症そのものの症状はなかなか改善にはいたりません。自閉スペクトラム症の児童のもつ易刺激性、つまり自分の思いどおりにならないと怒りやすい、興奮しやすいという症状に対して使用できる薬剤として、次の二つの抗精神病薬が承認されています。

①抗精神病薬　リスペリドン（商品名　リスパダール）

5～18歳に適応。

②抗精神病薬 アリピプラゾール（商品名　エビリファイ）

6～18歳に適応。

中枢神経系に作用するドパミンやセロトニンの機能を調節して、不安、緊張などの症状を静め、精神の不安定な状態、気力や関心のもてない状態を改善します。低用量でも効果が出ますが、体重を増加させやすいことに留意しなければなりません。

第三章
発達障害の児童に対する療育および支援

発達障害としてＡＤＨＤと自閉スペクトラム症を取り上げてきましたが、症状は重複していることが多く、薬物治療により症状のコントロールはある程度、可能となっています。けれども、障害そのものを治すわけではありませんので、薬物治療と並行して、心理社会的治療や教育的な介入プログラムの実施が不可欠です。

心理社会的治療

(1)ペアレント・トレーニング

発達障害の児童に対しては、一般の児童より配慮と支援が必要となります。ペアレント・トレーニングはそのために考案されたプログラムで、保護者など、児童の周囲にいる人に児童との接し方、問題行動への対応のしかたを学んでもらうものです。

表3に要点を示しますが、好ましく増やしたい行動はほめ、好ましくなく減らしたい行動は無視するように指導されます。無視とは、こどもを無視するのではなく、家事に専念するなどして児童の好ましくない行動を無視しながら、児童が好ましくない行動をやめ、好ましい行動を始めたときに即座にほめられるように待機することを意味しています。他人に危害を加えるなど、許しがたい行動の場合には警告を、パニックになってしまい周囲の人に影響が及んでしまうような行動をしているときには「タイムアウト」を行います。「タイムアウト」とは、興奮状態になってしまった児童に対して「他の静かな部屋にいって少し気を静めてきなさい」などと、パニックになってしまった行為を中断してその

表3 ペアレント・トレーニングの要点　児童の行動とその対応

行動	好ましい行動 （増やしたい行動）	好ましくない行動 （減らしたい行動）	許しがたい行動
対応	ほめる	無視 （ほめるために待つ）	警告 タイムアウト

場を離れるように助言することです。おとなの場合には、その場から離れてトイレに行く人が多いようですが、廊下に行き深呼吸をするだけでも効果があります。

また、発達障害をもつ児童の多くは、日常生活で注意や叱責を受けることが多いので、自己評価がきわめて低くなっています。そのため、児童の良いところをみつけて数多くほめてあげることが大事になります。周囲を驚かせてしまうような行為をすることは本人の特性なので、「なぜあそこですぐに怒るのか」など、人格を否定するような言葉は絶対に言わないことが肝要です。

(2)ソーシャル・スキル・トレーニング（SST）

ソーシャル・スキル・トレーニングは、発達障害をもつ児童を対象にした心理社会的な介入プログラムです。トレーニングの目的は、感情や行動をコントロールする方法を身につけること、さらに遊びやゲームを用いた学習課題を通して集団に上手に参加するスキルを習得することです。例をあげると、「他の人から物をもらったら必ず『ありがとう』と言いましょう」「知り合いに会ったら挨拶をしましょう」「他の人の物がほしいときには『貸してくれますか』あるいは『使ってもよいですか』と聞いて相手の同意を必ず得ましょう」など、実際に指導者や参加者とのやり取りの場面を通じて細かく教えてくれます。このトレーニングは通級指導教室などで盛んに実施されていますので、通常学級に籍を置きながら個人指導により受けることができます。

応用行動分析とTEACCHプログラムの児童への応用

①発達障害をもつ児童の好ましい行動を増やすために、応用行動分析（図13①）が用いられることもあります。行動の直前に起きた出来事（A）に対

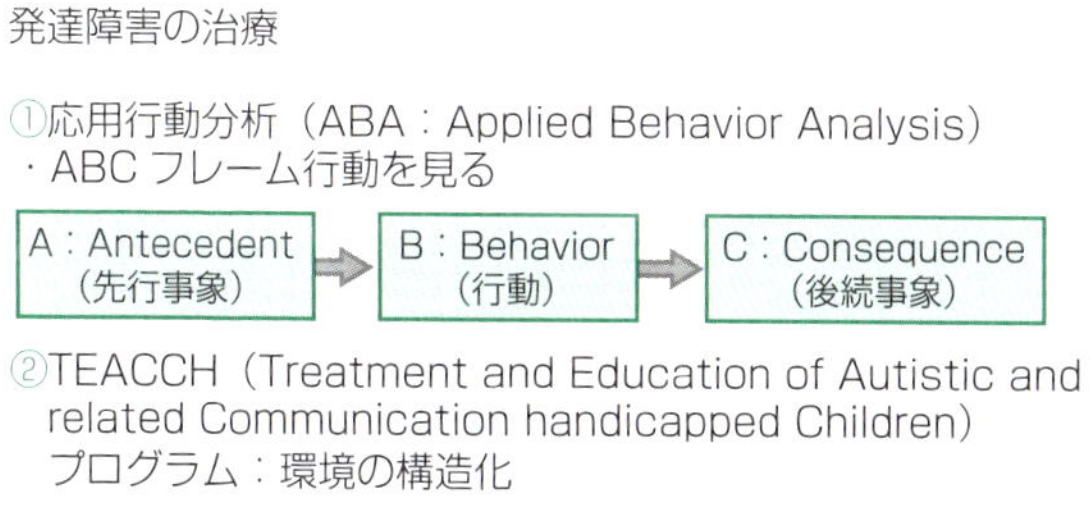
発達障害の治療
①応用行動分析（ABA：Applied Behavior Analysis）
・ABC フレーム行動を見る
A：Antecedent（先行事象）
B：Behavior（行動）
C：Consequence（後続事象）
②TEACCH（Treatment and Education of Autistic and related Communication handicapped Children）
プログラム：環境の構造化

図13 応用行動分析とTEACCHプログラム

してどういう行動（B）をしたら、その行動の後に起きた出来事（C）がどうだったかを詳細に分析して、悪い行動を減らし、良い行動を増やして問題解決に導こうという考え方をするものです。

②このほかに、児童にとって理解しやすい適切な環境をつくり、予定や指示を児童にわかりやすくする（「構造化する」といいます）TEACCHプログラム（図13②）の考え方も有効です。

◈学校での適切な支援とは

発達障害をもつ児童にとって、理解しやすい適切な環境とはどういうものでしょうか。また、教師など周囲の人々は児童に対してどのような支援をしたらよいでしょうか。学校では、次のような三つの支援が望まれています（図14）。

⑴ 環境を整える

ＡＤＨＤの児童が学ぶ教室の壁には、本人が気になるようなものを貼らないほか、今日の予定や時間割を黒板に書いて、一日の行動をわかりやすく示しておきます（図14①）。また、机の周囲には児童の気を散らすようなものを置かずに、「気になるものは後ろのロッカーにしまいなさい」と担任が指導することで児童の理解を促し、指示を受けとめやすくなります。

⑵ 時間と教材の工夫

片付けが苦手な児童に対しては、図14②のような、道具の位置を示した片付けボックスを用意するとよいでしょう。部屋を片付けられない児童の保護

①環境を整える

- 教室の備品
- 黒板や掲示
- 児童生徒の机上やその周辺

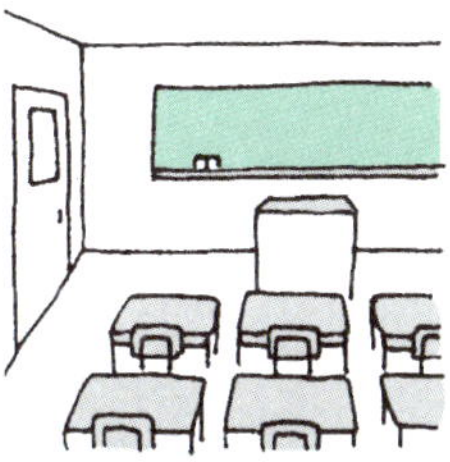

黒板のある壁には
いろいろなモノを貼らない

図14① 発達障害をもつ児童に対する三つの支援（1）

者に依頼しているのは、一緒に部屋を片付け、終了後に写真に撮ってもらうことです。その写真を貼っておき、「このとおりに掃除のときはしてね」と指示してもらいます。そのとおりにできたときには、必ずほめることも重要になります。

(3) 約束をして称賛

毎朝、一日の始めに、今日は何をしようかと児童と話し合い、放課後に確認して、実行できていたら必ず称賛します（図14③）。また、イベントなど、何か活動を始めるときにも同様に果たすべきことを話し合い、確認して、できていれば必ずほめます。最初は容易なことから始

②時間と教材の工夫

- 集中できる時間（休憩をうまく入れる）
- 集中できる課題の量
- 「終わり」がわかりやすい活動
- 終わった課題の収納（眼前から消す）

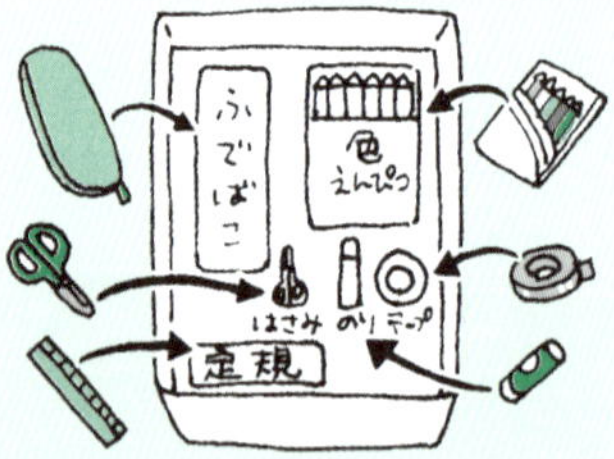

何をどこに置くか視覚的な手がかりを記した整理ボックス

東京都北区教育委員会「特別支援教育体制・副籍モデル事業報告会 北区における特別支援教育の推進について」より

図14② 発達障害をもつ児童に対する三つの支援（2）

め、徐々にむずかしくしていくとよいでしょう。

周囲の人の適切な対応とは

家庭など、保護者をはじめ周囲の人々は、児童に対するどのような支援が望まれているのでしょうか。児童の行動に対する周囲の対応が非常に重要になります。ほめ方、指示のしかた、無視のしかたをまとめておきます。

(1) 上手なほめ方・指示のしかた

「ペアレント・トレーニング」でも説明しましたが、発達障害をもつ児童の多くは、自己評価がきわめて低くなっています。児童の良いところを数多くほめてあげることが不可欠です。

③約束をして称賛

- 1日のはじめに今日の約束をし、放課後に確認し、できていれば称賛
- 活動のはじめに約束をし、活動終了後に確認し、できていれば称賛
- 最初は少なく、できることから

図14③ 発達障害をもつ児童に対する三つの支援（3）

「うちの子はほめる機会がないのです」と言う保護者がいますが、その際には「25％ルール」ということを推奨しています。それは、良い行動をしそうになったらほめる（25％）、始めたらほめる（50％）、行動の途中でほめる（75％）、終わったらほめる（１００％）というルールです。たとえば、児童が「勉強しようかな」と言ったら「今日は早いのに、よく勉強する気になったね」と行動の前にほめ、机の前に座ったら「机に向かえたね」とすぐにほめ、勉強を始めたら「10分続いているね」とまたほめ、「宿題が終わったよ」と戻ってきたら「よく終わらせたね」というようにほめます。一つのことで四回ほめることができます。

ほめるときには次の六つの点に留意します。

①視線を合わせて
②近づいて
③感情や動作を伴って
④タイミング良く

⑤簡潔で具体的に

⑥否定的なコメントをはさまずに

発達障害をもつ児童に対しては、指示のしかたにも配慮が必要です。たとえば「ゲームが終わったら勉強よ」「7時から勉強ね」などと唐突に言うのではなく、必ず予告をしておきます。「時間になりましたよ」と告げ、勉強を始められたら、そこでほめます。指示の際には、穏やかに近づき落ち着いた声で言うのが重要で、ほめるためには好ましい行動が見られるまで待つという姿勢も必要となります。

(2)上手な無視のしかた

発達障害をもつ児童の好ましくない行動に対し、周囲の人は過剰な反応をせずに距離をおいて見守ります。そして、好ましい行動が始まったら、間をおかずにほめることが肝要です。

好ましくない行動とは、たとえば「勉強なんかやりたくない」という言動や、母親に「おばさん、いつもうるさいな」などと反抗したときなど、必ず無視をしなくてはなりません。これは周囲の人も訓練しないとかなり困難なことです。つい怒ってしまうこともありますが、そのようなときには、目をそらしたり、しゃべらずに身体の向きを変えたりします。感情的にならないように雑誌をみたり深呼吸をしたり、家事を黙々と続けたりしているうちに、「はい、勉強の時間ですよ」と淡々と話しかけられるようになります。そして、子どもが「勉強を始めよう」と言ったときには即座にほめてあげます。

無視では、次の四つの点が重要になります。

①好ましくない行動が始まったら即座に無視する

②態度で示す　目をそらす、微笑まない、しゃべらない、身体の向きを変える。

③感情的にならない　他の行動をとることで、感情をコントロールする（雑誌をみる、深呼吸して10を数える、家事を黙々と続ける）。

④好ましくない行動が止まったら、即座にほめる

まとめ

発達障害をもつ児童に対して心がけること

ＡＤＨＤの児童はそそっかしくおっちょこちょいなところがありますし、自閉スペクトラム症の児童は頑固でマイペースな面をもっています。それらを特性としてとらえてもらうことも必要ですが、脳は25歳までは成長していくとされていますので、「その人の性格だから変わらないのだ」と決めつけることなく、支援していかなければなりません。

まとめとして、発達障害をもつ児童への対応でつねに心がけたいことを、箇条書きで示します。定型発達の児童とそれほど変わりませんが、配慮や忍耐が必要なことが少なくありません。とくに自閉スペクトラム症の児童について、保護者は「こだわりを治したい」と希望されますが、こだわりはまずなくなりません。非難や叱責は最小限にして、称賛や評価をタイミング良く言葉やサインで示します。

①安全で穏やかな環境づくり（いじめから守る）。
②ルールや指示は明確にする。
③予定は前もって明確に伝え、変更があれば早めに知らせる。
④こだわりは矯正するよりいかす方向で考える（例　理科の時間は虫博士に）。
⑤声の大きさ、力の入れ方を視覚的に示す。
⑥指示は皆に向けて穏やかな声でする（大きな声は怖く感じる子がいる）。
⑦ゆったりと成長を見守る（とくに高学年では周囲に理解を促す。「いろいろなタイプのこどもがいてよいのです」）。
⑧相手の子の気持ちを解説する（本当のことを言っても相手は傷つく）。
⑨情に訴えるより論理的な説明が有効である（とくに高学年）。
⑩好ましい行動が本人にどのような利益があるかを説明する（とくに高学年）。

発達障害の疑われる児童に対して、早期から療育的な働きかけを行うことにより、症状が軽減して障害レベルにならない可能性があります。発達障害について、最近、「非障害性発達障害」という言葉も聞かれます。発達障害の傾向があったとしても、学校や社会で問題になるレベルまでにならずに、性格や特性としておさまってしまうこともありえます。学齢期には、学校の特別支援教育が重要になり、医療的には心理社会的治療や薬物治療が行われます。青年期以降に症状が残っている場合には福祉的なサービスがありますので、それらの利用により社会参加が可能になっています。医療だけで完結するものではないので、家庭、教育、医療、福祉が協働して働きかけることで徐々に良くなっていくものだと考えています。

最後に、十代で自閉スペクトラム症の診断を受け、治療や支援を受けながら二十代になった青年を二人紹介します。提示するのは、複数の人々のエピソードをもとに、特定の個人に限定されないように配慮した架空の人です。十代で診断を受けているので、おとなになってから医療機関を受診する人より症状が重い可能性はありますが、成長していく過程がわかり、参考になると思います。

[注]障害者枠就労を利用したAさん

Aさんは初診時15歳の男子です。「クラスメートとのトラブル」を理由に受診してきました。趣味は、鉄道とアメリカンコミックスです。鉄道は小学生時代に好きになり、以降、写真を撮りに地方に行ったりしています。アメリカンコミックスの本は100冊以上持っています。小児のころを振り返ってもらいました。

1歳半ころより、言葉の遅れのため、母親は児童相談所にたびたび相談していたそうです。幼稚園では落ち着きなく、先生の話を聞いていないことがありましたが、集団行動はできていました。

小学校入学後から多動が問題となり、自分の興味のままに席を立ってしまうことがときにみられました。鉛筆や消しゴムをなくしてしまうことが多く、また教科書も紛失してしまい、母がそのたびに買い揃えていました。

小学校四年生から、大きな音で鼻をすする癖を同級生に「きもい」と言われました。中学校では定期試験の範囲を確認せず、勉強をしていました。母が定期試験のたびに学校の資料を確認して試験勉強をさせていて、まずまずの成績でした。

高校では本人が母の介入を嫌がるようになったため、定期試験の準備が十分にできず、進級が危うくなりました。皆から認められたいと、生徒会の役員に立候補して当選しましたが、ときどき大事な仕事を忘れてしまうため、同級生に批判されていました。すると、今度は本人が同級生を批判するような文章をインターネットの掲示板に載せたり、自分を批判する生徒の持ち物を隠したりするようになり、担任に注意を受けたことが受診の契機となりました。ＡＤＨＤの薬物治療と心理士のカウセリングを並行して行いました。

大学は外国からの留学生を多く受け入れている大学に入学しました。海外交流のサークルに所属し、海外の友人も複数できて大学生活を楽しんでいました。日本のように細かいことにこだわらないおおらかな雰囲気の同級生たちと付き合えて、問題となることはありませんでした。

大学生活後半から就職活動を始めましたが、面接試験まで進めても最終的に不合格になることが重なりました。試験の途中でも無造作に頭を掻いたり、大きな音で鼻をすする行動が無意識に出てしまったりして、対応もぶっきらぼうな物言いになってしまうことが関係しているようでした。家族は早くから、支援のない通常の就職はむずかしいと考えていたそうです。大学の就職指導担当者および医師から、精神障害者福祉手帳の取得・障害者枠での就労を勧められ、受け入れました。現在は、障害者枠で一般企業の採用試験に合格し、就労しています。仕事は、ときにはミスをしますが、周囲の支援もあり継続しています。本人も自分の特性にあった良い職場と言い、満足しています。

障害者枠就労を徐々に受け入れつつあるBさん

Bさんは初診時16歳の女子です。両親とともに来院してきました。母親は「興味のあることは、わかっていることでも何度も同じ質問をする」と訴えました。幼稚園のころから場面の理解が不得手でした。マイペースで他人の言うことを受け入れない傾向があったそうです。しかし、幼稚園の年長組になると、ままごとにはまったく興味を感じないものの、我慢して他の子に付き合っていたそうです。

小学校四年生のときに、担任教師が授業態度の悪い生徒を大きな声で注意したことで怖くなり、教室に入れなくなったことがありました。そのため、精神科クリニックを受診しましたが、「異常なし」という診断でした。小学校五、六年生では、担任が代わり仲の良い子と同じクラスになり、再び通学できるようになりました。

中学生時代には皆が興味のあるアイドルなどにはまったく関心をもたず、休み時間は仲間に入らず図書館で過ごしていたことが多かったといいます。中学校では妊娠している先生をみるたびに、「先生 予定日いつですか？」と何度も質問をしたそうです。授業中、自分の聞きたいことを授業の流れに関係なく聞いてしまい、授業の妨げになったりしていました。同じことを繰り返し聞いたり、授業中にその場面と違う本人の興味のあることを質問したりするため、両親が学校からたびたび呼び出されました。しかし本人は、自分の行動がなぜ悪いのかを理解できずに悩んでいました。

高校入学後、人の名前を覚えられず、髪型が似ていると間違えてしまうことが多かったため、相手に許可を得てはスマートフォンで写真を撮らせてもらいました。しかし、親しい友人はできず、「同級生のだれにも相手にされない」と自分の手首を傷つけたことが契機となり、受診してきました。

初診の際には、スカートには皺が多く、髪の毛は解かしておらず無造作で、年齢相応の身だしなみができていませんでした。口調は初対面にもかかわらず、やや砕けたような馴れ馴れしさがありました。薬物治療はせずに、女性の心理士にカウセリングを依頼したところ、熱心に自分の話を聞いてもらえる面接を毎回楽しみにするようになりました。

大学に入り、ボランティアのサークルに所属しました。上級生の男性から食事をご馳走になることがありました。本人は相手の学生が自分に興味があると思い、盛んにメールを送ったり、贈りものをしたりしました。上級生が「友達でいよう」とメールを返したところ、本人は「友達から始めればいいんだ。嫌いではないんだ」と解釈してしまい、同様の行動を続けました。このため、上級生が大学のカウンセラーに相談し、そのカウンセラーから上級生の気持ちを聞き、本人はようやく納得しました。それまでは上級生の男性の気持ちをまったくわからなかったといいます。

就職活動を始めましたが、なかなか就職が決まりませんでした。面接で「遊ぶ時間がほしいから残業はしたくない」「お給料はできるだけ高いほうがよい」などと、率直に言ってしまうことが理由かもしれません。結局、就職は決まらず、アルバイトを始めましたが、長続きしていません。医師の勧めで、発達障害者就労支援センターへ行き始めました。

家族は、「現代の若者は身勝手なもの」という考えをもち、自閉スペクトラム症の特性に気づきにくかったようです。本人の物の見方の特性を根気強く説明していく過程で、徐々に本人も家族も「支援を受けながらの就労」という考えに同意するようになってきました。

注

障害者枠就労（障害者雇用率制度）　障害者雇用促進法により事業主に障害者の雇用が義務づけられています。事業主は少なくとも法定雇用率に相当する人数の障害者を雇用しなければなりません。平成30年4月から法定雇用率は次のように引き上げられました。民間企業2・2％、国・公共団体等2・5％、都道府県等の教育委員会2・4％。

Part 2

おとなの発達障害

個人の特性をいかすために

吉益 晴夫

第一章

おとなの事情

近年、発達障害者支援法が施行され、発達障害に用いられる治療薬が開発されたことなどから、発達障害について盛んに啓発活動が行われています。テレビ、インターネットで見聞きした人も多いことでしょう。こどもに限らず、おとなの発達障害にも関心が集まっています。

大学の健康管理センターでは、入学後に学業が順調に進まない学生について、うつ病などの精神疾患のほか、発達障害にも留意するようになりました。また、診療の現場では、発達障害をもつ患者に対して、精神障害者枠での就労を勧めることも視野に入れています。企業では、新入社員が一年目で出勤できなくなることが以前より増加し、その原因の多くを発達障害が占めているのではないかと推測されています。人事課は、若い社員のメンタル・サポートを重視しています。

発達障害（DSM－5の神経発達症。Part 1のコラム参照）に共通しているのは、障害が脳機能の特性であるとするとらえ方です。ある部分の機能がそれほど高くなくても、代わりに別のところが発達しているという意味で、特性は凸凹と表現されることがあります。凸凹は個人ごとに異なり千差万別ですから、このPart 2で述べていることも多くの特性の一部にすぎないかもしれません。

基本的に、発達障害に関する知見はおとなもこどもも変わりはありません。Part 2では、成人後に初めて発達障害と診断された人に焦点をあてています。こどものころに受診に至らなかったということから、発達障害の特徴は比較的軽度であったといえます。そのような人は秀でた能力をもつことが多いので、個人の能力をどのようにいかすかという視点で説明していきます。まずは、おとなならではの特徴、事情から始めます。

◈社会生活で求められる学生時代とは異なる能力

成人になって初めて医療機関を受診した人に理由を聞くと、「仕事で失敗が多いために上司から勧められた」「インターネットで調べてみたら確かに当てはまるので」という人が比較的多く、「わが子が発達障害の診断を受けたが、自分にも似たところがあるので」という人もいます。また、うつ病で加療中の患者さんで、うつ病がなかなか改善しないので、主治医に「背景に発達障害があるのではないか」と言われた人もいました。

成人後に初めて診断された人の多くは、幼少期には発達の遅れがそれほど目立たずに、通常学級に通い、高校や大学を卒業し、就職しています。「障害が軽い」という説明もできますが、そうであっても社会人になると学生時代とは異なる能力が求められ、社会生活で問題が生じる可能性が高くなります。交渉する、社交辞令を言う、相手の表情・しぐさから推測するなど、コミュニケーション能力が求められるほか、本人の興味のないことや苦手なこともしなくてはなりません。そのため、とくに就労後に種々の問題がクローズアップされてきます。

◇優勢となる不注意症状

成人では、こどもであれば大目にみてもらえたことが徐々にそうではなくなります。おとなでとくに問題とされるのは、財布を忘れる、ケアレスミスをする、期限に間に合わないなどの不注意症状と、片付けができないことの二つです。

2000年に『片付けられない女たち』が話題になりました。著者のサリ・ソルデンさんは、カウンセラーでありながら注意欠如症（注意欠陥障害）の患者でもありました。多動・衝動性のみられない注意欠如症の児童はおとなしい子と誤解されやすく、男児なら疑問をもたれても女児では性格とみなされてしまいがちです。この本で、片付けられないという自身のことを公表し、同様の悩みをもつ女性にエールを送りました。和訳したのはニキ・リンコさんで、同様に自身がアスペルガー症候群であることを公表しています。

ゴミの中に埋もれるように生活している人が家を片付けられない理由はさまざまで、怠慢なわけではないのです。片付けを始めたところ、興味深い本を見つけて読み始めてしまう、足りないものに気づきネット通販で買い物を始めてしまう、というように、一つのことが終わらないうちに次のことを始めてしまい、自分でも何をするべきかわからなくなり、片付けをしていたことすら忘れてしまうのです。注意が散漫になること、行動の優先順位をつけられないこと、取捨選択の判断がうまくできないことが関係すると考えられています。

これらの症状は、Ｐａｒｔ１で書かれていた不注意症状とほぼ同様です。

◈発達障害者支援法の施行

２００５年４月１日に発達障害者支援法（平成十六年法律第百六十七号）が施行されました。この法律により、「医学的に」というより「法律的に」発達障害が規定されたのです。２０１６年に改正されましたが、「発達障害」は法律的に、「自閉症、アスペルガー症候群その他の広汎性発達障害、学習障害、注意欠陥多動性障害その他これに類する脳機能の障害であってその症状が通常低年齢において発現するもの」（第二条）と定められました。「発達障害者」は「発達障害がある者であって発達障害及び社会的障壁により日常生活又は社会生活に制限を受けるもの」（第二条二項）とされ、「社会的障壁」は「発達障害がある者にとって日常生活又は社会生活を営む上で障壁となるような社会における事物、制度、慣行、観念その他一切のもの」（第二条三項）とされました。ちなみに、アスペルガー症候群その他の広汎性発達障害は、ＤＳＭ-Ⅳの用語です。

改正により、就労の支援に関する第十条に、就労支援の主体として都道府県に国が追加され、就労定着のための支援が盛り込まれました（第一項）。また、「事業主は、発達障害者の雇用に関し、その有する能力を正当に評価し、適切な雇用の機会を確保するとともに、個々の発達障害者の特性に応じた適正な雇用管理を行うことによりその雇用の安定を図るよう努めなければならない。」という第三項が追加されています。

この法律に基づき、各都道府県に最低一つ、発達障害者支援センターの設置が義務づけられました。（一般社団法人日本自閉症協会　発達障害者支援センター一覧→http://www.autism.or.jp/relation05/siencenter.htm）

埼玉県では、2017年1月に埼玉県発達障害総合支援センターが設立されました。同センターは、発達障害をもつ児童とその家族が日常生活に必要な支援が受けられる地域づくりを目指し、支援者の育成、親への支援、地域の支援機関への助言などを行っています。

結婚や就職

病因についても、こどもの発達障害と同様です。育てられ方が悪かったわけではありません。遺伝の影響、出産前後の問題などが指摘されています。遺伝情報がまったく同じ一卵性双生児では、自閉症の一致率は80～90％とされていますが、逆にいえば10～20％の人はなりません。つまり、遺伝情報だけでなく、環境の影響もあると推測されています。

発達障害の人から結婚について質問されることが時々あります。結婚は、ストレスランキングのなかでは比較的上位に位置するイベントです。環境が大きく変わることを考えると、発達障害の人にはストレスになる可能性が大きいといえます。こどもが似たような脳の特徴を呈する可能性も想定しないといけません。「こどものことを考えると、なるべく自分と違う感じの人と結婚したほうがよい」「似たものどうしが引き合うような恋愛結婚よりはお見合いなどがよいのではないか」と助言することもあります。ただ、「二人で寄り添いながら末長く生きるのですから、自分と感覚がまったく違う人も大変だよね。」と補足したりもします。断言できるのは乱暴な人は避けたほうがよいということです。家庭内暴力（ＤＶ）の被害に遭わないように、という話をします。とくに記憶力が良すぎる場合は、嫌な記憶が脳に残りますので、可能なかぎり安全なところで生活をし、トラウマになるようなことを経験しないようにしたほうがよいと考えています。

発達障害の人は、パワーハラスメント、セクシャルハラスメント、DV被害を受けやすく、周囲はそのようなことへの留意が必要となります。日常的にみられるものは、「何回言ったらわかるのか」といった人格否定にもつながる暴言を受けることです。患者さんは怠慢なわけではなく、頑張ろうと思っているけれど、うまく実行できないのです。職場の先輩や上司に理解してもらうことは、非常に重要になります。

第二章

おとなでの診断
——併存症の有無のチェックおよび質問紙法

発達障害の診断には、こどもと同様、ＤＳＭ－５が幅広く使われています。おとなでもとくに変更点はないので、Ｐａｒｔ１のＡＤＨＤと自閉スペクトラム症の項目を参照してください。初診時に血液検査、Ｘ線検査や脳波検査などを受けるかもしれませんが、それらの検査は発達障害以外の病気がないことを確認するために実施されるものです。

発達障害の診断には問診が大きな役割を果たします。医師の質問に対する回答で、決められた以上の数の項目に合致すると、ＡＤＨＤや自閉スペクトラム症の可能性が高いというように診断されます。とくに小児期の特徴が重要なので、それらを詳細にきかれます。たとえば、「歩き始めたのはいつですか」「言葉の遅れはありませんでしたか」「同年代の友達と比べて、または兄弟と比べて、何か遅れたところはありませんでしたか」「幼稚園や小学校で、コミュニケーションの問題はありましたか」などと、質問されます。

また、精神科では、発達障害のほか、うつ病など他の精神疾患の有無をチェックすることも重要だとされています。早期に回復しやすい別の病気（併存症）がみつかれば、回復しやすい併存症の治療を優先したほうがよいからです。ですから、うつ病などの症状も一通り聞かれる可能性があります。また、脳腫瘍やてんかんなどを否定するために、脳のＣＴ検査やＭＲＩ検査などの画像検査、脳波検査を行うこともあります。

診断には、自閉スペクトラム症やＡＤＨＤに関する簡単なアンケートに答える質問紙法も使われます。インターネットで検索すると即座に確認でき、次の二つが多用されています。

自閉症スペクトラム指数（AQ）チェックリスト

自閉スペクトラム症については、自閉症スペクトラム指数（AQ）チェックリスト（表1）があります。説明文を読んで該当する項目を選択するもので、16歳以上に使用されます。合計が33点以上になると、自閉スペクトラム症の傾向があると判断します。

表1 自閉症スペクトラム指数（AQ）チェックリスト

1：そうである，　2：どちらかといえばそうである，
3：どちらかといえば違う，　4：違う

〈1〉	何かをするときには、一人でするときよりも他の人と一緒にするほうが好きだ。	
《2》	同じやり方を繰り返し用いることが好きだ。	
〈3〉	何かを想像するとき、映像（イメージ）を簡単に思い浮かべることができる。	
《4》	ほかのことが全然気にならなくなる（目に入らなくなる）くらい、何かに没頭してしまうことがある。	
《5》	他の人が気がつかないような小さい物音に気がつくことがよくある。	
《6》	車のナンバーや時刻表の数字などの一連の数字や、とくに意味のない情報に注目する（こだわる）ことがよくある。	
《7》	自分ではていねいに話したつもりでも、話し方が失礼だと周囲の人からいわれることがよくある。	
〈8〉	小説などの物語を読んでいるとき、登場人物がどのような人か（外見など）について簡単にイメージすることができる。	
《9》	日付についてのこだわりがある。	
〈10〉	パーティや会合などで、いろいろな人の会話についていくことが簡単にできる。	
〈11〉	自分が置かれている社会的な状況（自分の立場）がすぐにわかる。	
《12》	他の人は気がつかないような細かいことに、すぐに気づくことが多い。	
《13》	パーティなどよりも図書館に行くほうが好きだ。	
〈14〉	作り話には、すぐに気が付く（すぐわかる）。	
〈15〉	物よりも人間のほうに魅力を感じる。	
《16》	それをすることができないとひどく混乱して（パニックになって）しまうほど、何かに強い興味を持つことがある。	
〈17〉	他の人と雑談などのような社交的な会話を楽しむことができる。	

《18》	自分が話をしているときには、なかなか他の人に横から口をはさませない。	
《19》	数字に対するこだわりがある。	
《20》	小説などを読んだり、テレビでドラマなどを観たりしているとき、登場人物の意図をよく理解できないことがある。	
《21》	小説のようなフィクションを読むのは、あまり好きではない。	
《22》	新しい友人をつくることは、むずかしい。	
《23》	いつでも、ものごとの中に何らかのパターン（型や決まりなど）のようなものに気づく。	
〈24〉	博物館に行くよりも、劇場に行くほうが好きだ。	
〈25〉	自分の日課が妨害されても、混乱することはない。	
《26》	会話をどのように進めたらいいのか、わからなくなってしまうことがよくある。	
〈27〉	だれかと話をしているときに、相手の話の“言外の意味”を理解することは容易である。	
〈28〉	細部よりも全体像に注意が向くことが多い。	
〈29〉	電話番号を覚えるのは苦手だ。	
〈30〉	状況（部屋の様子や物など）や人間の外見（服装や髪型）などが、いつもとちょっと違っているくらいでは、すぐには気づかないことが多い。	
〈31〉	自分の話を聞いている相手が退屈しているときには、どのように話をすればいいかをわかっている。	
〈32〉	同時に2つ以上のことをするのは、簡単である。	
《33》	電話で話をしているとき、自分が話をするタイミングがわからないことがある。	
〈34〉	自分から進んで何かをすることは楽しい。	
《35》	冗談がわからないことがよくある。	
〈36〉	相手の顔を見れば、その人が考えていることや感じていることがわかる。	

〈37〉	邪魔が入って何かを中断されても、すぐにそれまでにやっていたことに戻ることができる。	
〈38〉	人と雑談のような社交的な会話をすることが得意だ。	
《39》	同じことを何度も繰り返していると、周囲の人からよく言われる。	
〈40〉	こどものころ、友達といっしょに、よく“○○ごっこ”（ごっこ遊び）をして遊んでいた。	
《41》	特定の種類の物についての（車について、鳥について、植物についてのような）情報を集めることが好きだ。	
《42》	あること（物）を、他の人がどのように感じるかを想像するのは苦手だ。	
《43》	自分がすることはどんなことでも慎重に計画するのが好きだ。	
〈44〉	社交的な場面（機会）は楽しい。	
《45》	他の人の考え（意図）を理解することは苦手だ。	
《46》	新しい場面（状況）に不安を感じる。	
〈47〉	初対面の人と会うことは楽しい。	
〈48〉	社交的である。	
〈49〉	人の誕生日を覚えるのは苦手だ。	
〈50〉	子どもと“○○ごっこ”をして遊ぶのがとても得意だ。	

〈〉の質問（例：〈1〉）…1か2を選んだときには0点、3か4を選んだときには1点
《》の質問（例：《2》）…1か2を選んだときには1点、3か4を選んだときには0点

判定　**①26点以下**
日常生活に支障がでることはまずない。発達障害の傾向は弱いといえる。
②27～32点
日常生活の一部に支障がでることもある。発達障害の傾向がある程度認められる。
③33点以上
日常生活に支障がでるレベル。発達障害の診断がつく可能性が高い。

資料提供：千葉大学文学部、若林明雄教授

成人期のADHDの自己記入式症状チェックリスト（ASRS-v1・1）

表2に、成人期に使用するADHDの自己記入式症状チェックリスト（ASRS-v1・1）を示します。パートAでグレーの回答欄に4つ以上該当すれば、ADHDの傾向があると判断できます。「あなたはADHDの診断で間違いないです。」「あなたはADHDではありません。」と厳密に分かれるのではなくて、グレーゾーンの人が多くいます。

パートBの回答は、診断や治療効果をみるときに医師の参考にされます。ADHDの特性をもつ成人が、社会生活上でどのような困難に遭遇するかがリストアップされていますので、参考にしてください。

表2 成人期のADHDの自己記入式症状チェックリスト（ASRS-v1.1）

氏 名：　　　　　　　　　　　　　　　　日 付：

下記のパートAおよびBのすべての質問に答えてください。質問に答える際は、過去 6 カ月間におけるあなたの感じ方や行動を最もよく表す欄にチェック印を付けてください。医師に面談する際にこれを持参し、回答結果について相談してください。	全くない	めったにない	時々	頻繁	非常に頻繁
パートA					
1. 物事を行なうにあたって、難所は乗り越えたのに、詰めが甘くて仕上げるのが困難だったことが、どのくらいの頻度でありますか。					
2. 計画性を要する作業を行なう際に、作業を順序だてるのが困難だったことが、どのくらいの頻度でありますか。					
3. 約束や、しなければならない用事を忘れたことが、どのくらいの頻度でありますか。					
4. じっくりと考える必要のある課題に取り掛かるのを避けたり、遅らせたりすることが、どのくらいの頻度でありますか。					
5. 長時間座っていなければならない時に、手足をそわそわと動かしたり、もぞもぞしたりすることが、どのくらいの頻度でありますか。					
6. まるで何かに駆り立てられるかのように過度に活動的になったり、何かせずにいられなくなることが、どのくらいの頻度でありますか。					
パートB					
7. つまらない、あるいは難しい仕事をする際に、不注意な間違いをすることが、どのくらいの頻度でありますか。					
8. つまらない、あるいは単調な作業をする際に、注意を集中し続けることが、困難なことが、どのくらいの頻度でありますか。					

9. 直接話しかけられているにもかかわらず、話に注意を払うことが困難なことはどのくらいの頻度でありますか。					
10. 家や職場に物を置き忘れたり、物をどこに置いたかわからなくなって探すのに苦労したことが、どのくらいの頻度でありますか。					
11. 外からの刺激や雑音で気が散ってしまうことが、どのくらいの頻度でありますか。					
12. 会議などの着席していなければいけない状況で、席を離れてしまうことが、どのくらいの頻度でありますか。					
13. 落ち着かない、あるいはソワソワした感じが、どのくらいの頻度でありますか。					
14. 時間に余裕があっても、一息ついたり、ゆったりとくつろぐことが困難なことが、どのくらいの頻度でありますか。					
15. 社交的な場面でしゃべりすぎてしまうことが、どのくらいの頻度でありますか。					
16. 会話を交わしている相手が話し終える前に会話をさえぎってしまったことが、どのくらいの頻度でありますか。					
17. 順番待ちしなければいけない場合に、順番を待つことが困難なことが、どのくらいの頻度でありますか。					
18. 忙しくしている人の邪魔をしてしまうことが、どのくらいの頻度でありますか。					

出典：Kessler RC, Adler L, Ames M, Demler O, Faraone S, Hiripi E, Howes MJ, Jin R, Secnik K, Spencer T, Ustun TB, Walters EE. The World Health Organization Adult ADHD Self-Report Scale (ASRS). Psychological Medicine 2005; 35(2): 245-56.
上記の著者に許可を得て，また日本語訳は，龍谷大学文学部教授の武田俊信氏がWHOのComposite International Diagnostic Interview Advisory Committeeのために翻訳したものを，許可を得て掲載しました。

第三章 おとなになって顕在化すること

おとなで現れやすい発達障害の種類

成人後に顕在化する発達障害は、注意欠如・多動症（ADHD）、自閉スペクトラム症、限局性学習症（学習障害）の三つです。これらの疾患名は、発展途上の医学領域なので、まだ流動的といえます。たとえばDSM-Ⅳでは、自閉スペクトラム症のかわりに、広汎性発達障害という用語が使用されていました。そのなかに、①自閉症（自閉症の児童は言葉の発達が遅いことが知られています）、②自閉症患者のなかでも知能が普通かまたは高い高機能自閉症、③小児期に言葉の発達の遅れのなかったアスペルガー症候群、の三つが含まれました。最近の診断基準DSM-5は、それらを自閉スペクトラム症に一括しています。

自閉スペクトラム症の特徴は、コミュニケーションの障害、反復する行動パターン、感覚過敏の三つにまとめられます。こどもの場合と同じです。相手の気持ちや感情を察することがむずかしいので、社会生活上の問題に発展する可能性があります。しかし、自分の好きな事柄を探求し、特定の分野で大成することもあります。毎日同じパターンで生活し、同じ衣服を着て、同じ食品を食べるなど、行動の反復を好み、変化を嫌います。感覚の過敏さは成長に伴って徐々に減弱していきますが、聴覚過敏があると小さな音でも気になり、視覚過敏があると、光のまぶしさで疲労しやすく、いろいろな物が目に入って気が散ります。嗅覚過敏がある人は特定の臭いを嫌がります。

一方、おとなのＡＤＨＤで問題になるのは、こどもにみられる多動・衝動性の症状ではなく、不注意症状になります。患者さんのなかには看護師の人もいました。非常にまじめで、担当患者の評価も良いのですが、不注意症状が数多くみられました。ナースコールで病室に行き、次々と二つの用事を頼まれてナースステーションにもどる時には、最初の用事をすっかり忘れてしまいます。その後、それほど忙しくない病棟へ、そして外来勤務へと異動しましたが、最終的に小さなクリニックに移り、本来の力を発揮しています。業務が直列になっていて、一つを終えると次の仕事に移り、突発的な業務が割り込んでこないのが良かったようです。

選択的学習症は、「読み」「書き」「計算」の一つ以上の能力がその人の他の知的能力と比較して低下しているというものです。患者さんのなかに「書き」のできない医師がいました。医師としての能力はあり、担当患者との会話や説明はとても上手なのですが、カルテを書くことができませんでした。漢字はわかっているのになかなか思い出せず、その他の文字も上手に書けません。この症状には、横に並べて文字を書くことができない、頭の中で考えた内容を文字に起こすことが困難であるなど、さまざまなタイプがあります。この医師は、いろいろな人に指導され、叱責されることもありましたが、電子カルテシステムの病院に移ってから、皆が認める名医となりました。手書きは苦手でも、キーボード入力は上手だったからです。この医師の話は、環境調整の重要性を痛感した象徴的なエピソードになりました。

Column

発達障害をカミングアウトした芸能人とその著書

2015年には、モデル・タレント・役者としてマルチに活躍中の栗原類さんが、2015年に情報番組で注意欠如症をカミングアウトして話題になりました。2016年10月に、著書『発達障害の僕が輝ける場所をみつけられた理由』（KADOKAWA）が出版されています。

2017年には、柳家花緑さんが、著書『花緑の幸せ入門「笑う門には福来たる」のか？～スピリチュアル風味～』（竹書房）で、読み書きが苦手な「限局性学習症」であったことを告白し、マスコミをにぎわせました。台本などはいったん録音し、耳から覚えるそうです。花緑さんは、戦後最年少の22歳で真打に昇進されていますので、にわかには信じられない話です。

おとなの不注意症状（注意障害）

おとなのADHDで目立つ、そして自閉スペクトラム症でも比較的重要になる不注意症状を「注意」という切り口から説明してみます。注意とは、すべての人が行っている意識を集中する能力で、前頭葉が関係しているとされています。注意という能力は、表3のように「持続」「転換」「選択」「分配」の四つに分類できます。

「持続」は同じ事柄を継続する力です。発達障害の人が興味のないことを続けるのは容易ではありません。「転換」は、それまで集中していた事柄を終わらせ別の事柄に注意を向ける力です。発達障害の人はなかなか終わらせることができません。それは、人の脳が、そのま

表3 四つの注意

持続	同じことを続けて行う力	
転換	今までしていたことを終わらせて、別のことに注意を向ける力	
選択	多くの刺激のなかから、注意すべき事柄に注意を向ける力	カクテルパーティ効果
分配	同時に複数のことに、注意を向ける力	家事や育児看護や介護

ま走らせておいたり、同じことを続けたりするほうが楽なようにつくられているからです。

「選択」とは、多くの刺激のなかから注意すべき事柄に注意を向ける力です。立食のパーティで大勢の参加者がそれぞれに話をしていても、目前で話す人の声を上手に聞き取れるのは、他の人の声を無視して正面の人の声だけを選択しているからです。録音を聞くと、多くの雑音が入っていて驚きます。「聞きたいこと」「見たいこと」に集中して「不要なもの」を除外することを「カクテルパーティ効果」とよんでいます。この注意の選択ができないと、すべての雑音が一度に入ってきて困ることになります。

「分配」は同時に複数の事柄に注意を向ける力です。聖徳太子は多数の人の話を同時に聞いて、それぞれに適切な答えを返したと伝えられています。三人以上で同時に話をする、車の運転をしながら助手席の人と会話する際には、注意の分配が行われています。家事や育児、看護、介護など、種々の用事が重なると、それぞれに注意を払わなければならず、注意の分配が悪いと支障が出やすくなります。

表4は四つの注意から発達障害を表現したものになります。自閉スペクトラム症は、「興味のあることを始めると止まらない」「興味のないことには集中を続けられない」「周囲の雑音で混乱する」などが目立ちやすい症状です。ＡＤＨＤでは「気が散りやすい」「複数のことを同時にできない」ことが問題になります。

おとなの発達障害の人が社会生活を続けるためには、これらの注意障害への対策が必要です。持続が悪ければ、こまめに休みをとる、たとえば1時間に10分休むように決めてしまいます。時間を決めて他の仕事に切り替えます。転換がむずかしければ転換をせずにすむよう

表4 注意障害の組み合わせと発達障害

自閉スペクトラム症	興味のあることを始めると止まらない
	興味のないことには集中を続けられない
	周囲の雑音で混乱する
注意欠如・多動症	気が散りやすい
	複数のことを同時にできない

に、同じ仕事を続けられるように、急な中断や変更が入りにくいように、予定を組みます。選択が困難なら、隣の人との間に仕切りを入れて雑音が入ってこないようにします。分配はもっともむずかしく、一つ一つ作業を直列でこなしていくことになります。一般に、自分の脳の特徴は自分では気がつきにくく、とくに発達障害の人は、気がついたとしても対策を立てることが苦手なことも多いので、周囲の支援が必要になります。

良好な長期記憶と容量不足のワーキングメモリー

発達障害の人は優秀な長期記憶をもっていることがあります。ロンドン旅行に行った自閉スペクトラム症の患者さんが、その数年後に描いた絵を見たことがあります。ビッグベン、テムズ川、国会議事堂、観覧車など、写真を見ずにきわめて詳細に描いてくれました。画像に限らず、円周率、親族一同の記念日や命日をすべて記憶している人、年月日から曜日を言い当てる人など、長期記憶の対象はさまざまです。

映画『レインマン』では、主人公の兄が自閉スペクトラム症（サヴァン症候群）という設定で、電話帳のA～Gまで一晩で覚えたという話も出てきます。ただ、長期記憶が優れていても、良いことばかりとは限りません。過去の嫌なことが強烈に記憶され、トラウマとなって生活に支障を与えることがあります。重要でないことや嫌なことは忘れたほうがよい場合も多く、忘れることができないことも一つの問題といえます。

発達障害の人はすべての記憶に長けているかというと、そういうわけでもありません。しばしば問題になるのがワーキングメモリーの障害です。ワーキングメモリーとは脳が何かの作業をするために一時的な記憶を収納する場所のことで、前頭葉が関与しています。電話番号など、七桁の数字をいったんは覚えても必要がなくなれば即座に忘れてしまいますが、その間、記憶はワーキングメモリーに収納されています。

たとえば、人から頼まれたことを一時的に覚えておくのはワーキングメモリーの役割です。買い物を依頼された際に、多くの人は五つくらいまでなら記憶できますが、ワーキングメモリーの容量が小さいと最初の一つが消えてしまったりします。また、多くの事柄を優先順位で並び替えるときには、脳内のワーキングメモリーにいったんリストアップして、頭の中で順番を入れ替えて優先順位を決めるとされています。暗算を行うときにもワーキングメモリーを使っています。48＋15では、頭の中で15を10と5に分けて、48＋10、58＋5と計算したとして、そのときにワーキングメモリーは脳内のホワイトボードの役割を果たしています。

また、食事を作ることは脳にとっては負担の重い作業といえます。一連の作業を分解すると、次のような順になるでしょう。①夕食に何を作るかを決める、②それに必要な食材を決める、③それを記憶する、④店に行く、⑤店内をどういう順番で回れば効率的に買えるかを考える、⑥そのプランに沿って店内を巡って食材を購入する、⑦家に帰る。さらに調理となると、より困難になります。野菜を切りながら皿を洗う、何かのゆで加減をみながら別のものを調理する、ご飯が炊けているかを確認する、調味料をまぜるなど、段取りを組み立て、同時並行で行動しながら、それらを記憶していかなければなりません。

以上のように、記憶という視点からはワーキングメモリーが注目されています。ＡＤＨＤの人はワーキングメモリーの容量が少ないといわれ、自閉スペクトラム症の人もおそらく同様だと考えられています。

第四章
おとなの薬物治療と環境調整

おとなの発達障害の治療には、薬物治療と環境調整の両方があります。

薬物治療

薬物治療もある程度役立つことは、小児と同様です。自閉スペクトラム症とＡＤＨＤ、これら二つは明確に分かれるのではなく、多くの人で重複しています。ときに患者さんから「私の診断名は自閉スペクトラム症、ＡＤＨＤのどちらですか」と質問されることもあります。そういう場合には「特性に合わせて両者への対応をしていきましょう」と答えています。

多くの人には何でもない些細なことで怒ったりいらいらしたりする易刺激性と

いう、自閉スペクトラム症の症状には、アリピプラゾール、リスペリドンの２剤が使用できます（表5）。ただ、使用できるのは18歳未満に限られていますが、成人にも他の併存症があれば処方が可能なことがあります。また、漢方薬のなかでも、抑肝散はイライラや興奮に効果があります。

成人のＡＤＨＤに対してはメチルフェニデート徐放製剤、アトモキセチンの２剤が使用を認められています（表5）。

服薬中は症状が緩和される可能性がありますが、何年間か服用すれば根本的に治るという効果ではありません。服薬を中止すれば

表5　発達障害の治療（薬物療法）
服用している間は症状が緩和される可能性がある。現在の医学では根本的に治す薬ではない。薬の名前は一般名（商品名）で示した。

自閉スペクトラム症の易刺激性に対する薬

アリピプラゾール（エビリファイ）小児期のみ
リスペリドン（リスパダール）小児期のみ

注意欠如・多動症のための薬

メチルフェニデート徐放製剤（コンサータ）
アトモキセチン（ストラテラ）
グアンファシン徐放製剤（インチュニブ）小児期のみ

再び症状が現れますが、服薬期間中は症状を緩和できることがプラスに働く場合があります。とくにＡＤＨＤの薬剤は、服用するとその効果を実感しやすいようです。不注意症状をもつ患者さんは、服薬後に「頭がすっきりした」「頭の回転が速くなった」「決断がしやすくなった」「部屋の片付けを始めた」「仕事のミスが減った」「職場でほめられた」など、その効果を報告してくれます。印象として、八割程度の人が服薬の効果を感じています。効果が出るかどうかは、服薬してみないとわからないところがあります。服薬するかどうかを迷っている人には、服用してみる価値は十分にあると考えています。効果がなければ、服薬を中止すればよいだけの話です。

ただし、副作用もあるので、その注意は必要となります。メチルフェニデート徐放製剤では脳が覚醒しすぎるための不眠、食欲不振など、アトモキセチンでは頭痛、眠気、腹痛などが報告されています。薬の量を増やしたことで副作用が出た場合には、薬の量を減らします。副作用のあまり出ない、かつ有効な分量を、患者さんと相談しながら探っていくことになります。

　メチルフェニデート徐放製剤は一日量で18〜72㎎を使えますが、副作用などとの兼ね合いで27〜36㎎が多いという印象をもっています。ただ、問題は薬価が高いことで、メチルフェニデート徐放製剤を最大量まで使うと、三割負担で一か月約一万五千円、一割負担で約五千円かかります。72㎎は36㎎の二倍ですが、患者さんから「二倍の効果はないので36㎎でよい」と希望され、そのように処方量を決めることもあります。ＡＤＨＤ治療では、一つの薬剤を用いることが原則ですが、各薬剤は有効性のメカニズムが異なるため、二剤併用も考えられます。

　セルフモニターが良好で、自分のことをよく理解している場合には、本人の希望をなるべく尊重して処方を組み立てています。本人の意向を尊重する理由は、治療への参加意識を高め、自己効力感を感じてもらい、「治療しているのだ」「大丈夫なのだ」と自己評価をあげてもらいたいためです。「徐々に仕事ができるようになってきた」と報告を受けるとともに、「ワーキングメモリーの少ない状況でもやりやすい仕事に変えてくれました。だから、薬を少し減らしたい」などの要望をときどき受けています。

繰り返しになりますが、治療薬は症状を根本的に治すものではありません。「効果が少なくても、頑張って服用してください」といえる薬剤ではないので、症状がどの程度まで緩和されるのか、それが薬価や副作用に見合ったものなのか、処方時にはそのあたりを慎重に検討します。患者さんは薬剤の効果が認められないときには、そのことを医師に報告し、薬剤の変更、中止などを十分に相談しましょう。

環境調整

発達障害の人が周囲に合わせることはかなりむずかしいことです。診療中に「限界まで頑張っているので、これ以上頑張れません」と言われることも多いです。環境調整では、患者さんとその周囲の人々に発達障害の特性を十分に知ってもらい、患者さんが勉強しやすい、仕事をしやすい環境を整えることが基本となります

表6 発達障害の治療（環境調整）

●**本人が周りに合わせることはむずかしい。**本人と周囲が発達障害の特性を知り、本人が勉強や仕事をしやすい環境を整える。
●**視覚的**に説明する。メモに書く。絵を描いて示す。
●**具体的**に説明する。数字を用いる。
●**手順**を含めて説明する、または、手順を一緒に考える。
●倫理観ではなく、**損得**で説明する。
●並列ではなく**直列**にした指示を出す。一つの作業が終わったことを確認してから、次の作業を与える。
●ワーキングメモリーの不足を補うために、タイマー、メモ帳、ボイスレコーダーなど**記憶補助装置**を活用する。スマートフォンを利用する。
●皆と同じを目指さない。皆と同じを求めない。「いろいろな人がいてよい」という認識を周囲と共有する。
●自分に合った**職業選択**をする。一般には、苦手を克服しようと思わない。 以下のような仕事は避ける。相手の気持ちを読むことが必要な仕事（営業職・接客業）、臨機応変な対応が必要な仕事（クレーム対応・ホテル業）、複数のことを同時にこなす仕事（飲食業・看護師・保育士）、うっかりミスの許されない仕事（パイロット・航空管制官）。
●**成功体験**を積み重ねる。得意分野を活かす。ほめる。
●いじめ、パワハラ、セクハラ、DV被害から守る。

（表6）。それは、おとなもこどもも変わりありません。

何か説明するときには、視覚的に、具体的に示したほうが理解しやすくなります。メモを書くときには、文字だけより、絵を描いてイラスト的に示すとより理解・記憶されやすいでしょう。「具体的に」とは、たとえば「なるべく早く」という表現では「なるべく」がどの程度かわかりにくいので、「10月30日までに」というように数字を用います。また、手順については、「案内を送っておいて」という指示だけでは不十分で、一つ一つ手順を説明したり一緒に考えたりします。具体例をいえば、送るべき人のリストがどこのファイルに入っているので、それを開けて、宛先をラベルに印刷して、ラベルを封筒に貼り、この書類を入れて、封を閉じるといったように、順を追って説明するとよくわかってもらえるでしょう。

また、倫理的にではなく、損得で説明したほうが理解してもらえます。たとえば、患者さんが怒ってしまい、他人に手が出てしまったりしたときに、「他人に暴力をふるうのは（倫理的に）いけないことだよ」と言ってもわかってもらえないことがあります。そのときには「そのような行動は傷害罪という罪に問われ、警察につかまると、留置所に連れて行かれ裁判にかけられ、有罪になると刑務所に行かなければならない。」といったように、具体的に話すとよいでしょう。また、ADHDの人に対しては、同時進行ではなく、直列の指示を出すように心がけます。一つのことが終わったら、それを確認して、次の作業の指示を出します。ADHDで、とくにワーキングメモリーの容量不足のある人にはタイマー、メモ帳、ボイスレコーダーなど、記憶補助装置を活用してもらいます。スマートフォンの利用も非常に役立ちます。

とくに環境調整で重要なのは、皆と同じを目指さないことです。患者さんから「他の人と同じがよい」と訴えられることもありますが、同じではなくて、「あなたの得意なところを極めたほうがよい」と助言しています。本人とともに家族も職場の人も、「多様な人がいてもよい」という共通認識をもつことが重要となります。こういう認識が、学校や職場、さらには社会全体に広まるとよいと考えています。

職場環境

成人後にはじめて発達障害の診断を受けた人のなかには、これから仕事に就こうとしている人も多いので、職業選択がとても重要になります。本人の特性に適した職業を選択できれば最善ですが、特性がさまざまなので一概にはいえません。いえるのは、「自分は人間関係が苦手だから、接客業でそこを鍛えよう」と、仕事を通して苦手を克服しようなどと思わないほうがよいということです。苦手な仕事が多い職業は避けましょう。

とくに自閉スペクトラム症の人には不得手と思われる職業があります。相手の気持ちを読むことが必要な営業職や接客業などです。しかし、相手の気持ちを読めないことがプラスに働き、相手の事情などを推しはかれないためにガンガンと営業していたところ、営業成績がトップになったという人もいますので、断定もできません。また、臨機応変な対応が必要なクレーム対応やホテル業など、想定外のことが次々と起こりうる仕事は避けたほうがよさそうです。とくにクレーム対応は暴言を受けますから、ＰＴＳＤ（心的外傷後ストレス障害）のリスクが高くなります。複数のことを同時にこなす仕事、飲食業や看護師、保育士なども、ケアレスミスが出てしまう可能性があります。さらに、うっかりミスの許されない仕事、パイロットや航空管制官も同様です。

自閉スペクトラム症の人は、独特の創造性やこだわりがありますから、研究者、芸術家などに適正があると考えています。力があれば音楽家、また、他に流されずに正しさを求める裁判官や検事などです。

大事なのは、成功体験を積み重ねてもらい成功体験をなるべく多く記憶してもらうことです。日記を書く際には、うまくいったことをたくさん書いて、ときに読み返しながら、成功体験を積み重ねることが重要になります。周囲はほめることが必要で、ほめ方はＰａｒｔ１と同様です。

第五章 自立支援医療制度と精神障害者保健福祉手帳

自立支援医療制度

とくに成人では、生活設計が重要となります。やがては両親が高齢になるため、将来の生活も考慮しなければなりません。そのための福祉制度として、医療費を軽減する「自立支援医療制度」があります。この制度が適用されれば、精神科に通院する医療費負担が三割から一割に低減されます。発達障害の治療薬は高価なので、うまく活用したほうがよいでしょう。ただ、入院治療には適用されません。

通院で適用される人は、精神保健福祉法第五条に規定する統合失調症などの精神疾患をもつ人で、通院による精神医療を継続的に必要とする人です。精神保健福祉法第五条には、『「精神障害者」とは、統合失調症、精神作用物質による急性中毒又はその依存症、知的障害、精神病質その他の精神疾患を有する者』とあります。うつ病、統合失調症、双極性障害の人は診断されただけで対象になりますが、発達障害の人は、重度でしかも医療を継続する場合に限られます。ただ、精神保健福祉法の補足に、過去に具合が悪かったことがあれば、現在の状況を良好な状態に維持したり悪化を予防したりするための医療を含む、と示されています。過去に具合の悪かった時期があれば、申請時に調子が良くても該当すると考えられます。適用されたときには、医療機関を一施設、薬局を一店登録することになり、それらの病院と薬局では精神科の医療費と薬代が一割になります。

精神障害者保健福祉手帳

行政は、発達障害をもつ人々の就労支援を積極的に推進していて、その一つが事業主に義務づけられた障害者の雇用です。精神障害者保健福祉手帳をもち障害者枠で就労することは、自立の際の選択肢の一つになるかと思います。

障害者枠で就労するためには精神障害者保健福祉手帳が必要で、公布には過去半年間の通院歴と生活への支障が大きいことが条件になります。この手帳があると、税金や公共料金などの割引も受けられます。

◈障害年金

精神障害者保健福祉手帳がなくても、障害年金をもらうことは可能です。診療時に「もらえるかどうか」と質問されることがあります。申請時に精神科医は、精神症状のために就労ができないこと、改善の見込みがないことなどを、診断書に記入しなければなりません。ただ、申請が認められ年金が受け取れる場合もあるし、そうでない場合もあり、申請してみないとわかりません。

第六章
精神科受診時の留意点

精神科に受診する際の留意点を説明しましょう。発達障害にかかわる診療科には、精神科、神経精神科、神経科、メンタル科、メンタルクリニックがあります。心療内科は、精神科医が開業するときに標榜することが多い診療科で、精神科より心療内科のほうが患者さんは受診しやすいという面があるからです。暗黙の了解として、内科・精神科という看板が出ていたら、最初のほうが専門となります。ですから、内科・精神科という看板は内科医、逆に精神科・内科という看板は精神科医が中心だろうと考えます。精神科の大部分が予約制で、初診時には30分～1時間はかかります。予約をせずに受診すると、長時間待たなければなりません。

ただ、発達障害を診ることのできる精神科医の数は少ないため、医師を探すのはなかなか大変なことです。おとなの発達障害の場合はさらにむずかしくなります。埼玉県発達障害者総合支援センターのウェブサイトには、発達障害者医療機関リストが掲載されていますので、そのリストで調べるのが一番円滑にいくかと思います。

薬物治療に関連して、ＡＤＨＤの治療薬であるメチルフェニデート徐放製剤の処方には、コンサータ錠適正流通管理委員会の資格が必要です。受診するなら、メチルフェニデート徐放製剤を処方できる資格をもっている医師がよいと思います。また、医療機関に電話で確認する際には、「発達障害の人を診療できますか」と質問すると、「自信がない」と断られる可能性もあります。「発達障害の人を実際に診療されていますか」「発達障害の人が実際に通っていますか」という聞き方をすると、「けっこう通っていますよ」「大丈夫ですよ」と答えてもらえることが多いようです。

えてください」と問うと、「夜1時ころに寝て、3時ころに目が覚めます」と返ってきました。医師からすれば眠れていませんが、本人としては2時間眠れていると考え、医師の質問に「眠れているが答えだろう」と、受診者は回答しているのです。こういうところからも、コミュニケーションの問題は診察上明らかになってきます。

診断名がつくと、大部分の人は「ほっとしました」と安堵されます。病名がわかってホッとしたというのはどういう意味なのでしょうか。「今までは自分の努力が足りないと思っていました」と話す人が多く、「病気であれば治す方法や対応の仕方があるかと思うので、救われた」とも言います。学校の先生や上司から「もっと頑張れ」と言われ続けていたので、「自分でも『そうなのかな』と思い込んでいるようなところがありました」という感想をときどき聞きます。

発達障害をもつ人は、皆と同じを目指さない、そして周囲の人は皆と同じを求めないことが肝要です。前頭葉は25歳まで成長を続けますので、25歳より若い人に対しては「成長を待ちましょう」というスタンスも大切です。

【略 歴】

横山　富士男（よこやま ふじお）

1982年　福島県立医科大学卒業。
1998年　埼玉医科大学精神医学講座助手、講師を経て、同講座助教授に就任。
2006年　埼玉医科大学かわごえクリニック こどものこころクリニック開設に伴い、神経精神科・心療内科 児童青年精神医学担当診療副部長となる。
2007年　埼玉医科大学精神医学講座准教授に就任。
2014年　ハンガリー国センメルワイス大学、ペーチ大学へ留学。
2015年　帰国して、現在に至る。

精神保健指定医、日本精神神経学会精神科専門医・指導医、
日本児童青年精神医学会認定医，子どものこころ専門医ほか。

吉益　晴夫（よします はるお）

1989年　慶應義塾大学医学部卒業。
2001年　慶應義塾大学医学部博士課程卒業。ガイズ・キングス・セントトーマス医科大学（ロンドン）へ留学。
2007年　助教を経て，昭和大学横浜市北部病院メンタルケアセンター准教授に就任。
2014年　埼玉医科大学総合医療センター神経精神科（メンタルクリニック）教授に就任し，2016年に埼玉医科大学総合医療センター院長補佐，2018年に埼玉医科大学医学部長補佐を兼任して，現在に至る。

精神保健指定医、日本精神神経学会専門医、
日本精神神経学会指導医ほか。

おとなの軽度発達障害
こども時代をふりかえり自分をいかすためのヒント

2019年1月11日発行

著　者　横山 富士男，吉益 晴夫

発行者　須永 光美
発行所　ライフサイエンス出版株式会社
〒105-0014 東京都港区芝3-5-2
TEL 03-6275-1522（代）　FAX 03-6275-1527
http://www.lifescience.co.jp/
印刷所　三報社印刷株式会社
デザイン　株式会社オセロ　謝 暄慧，吉成 美佐

Printed in Japan
ISBN 978-4-89775-376-8 C0047